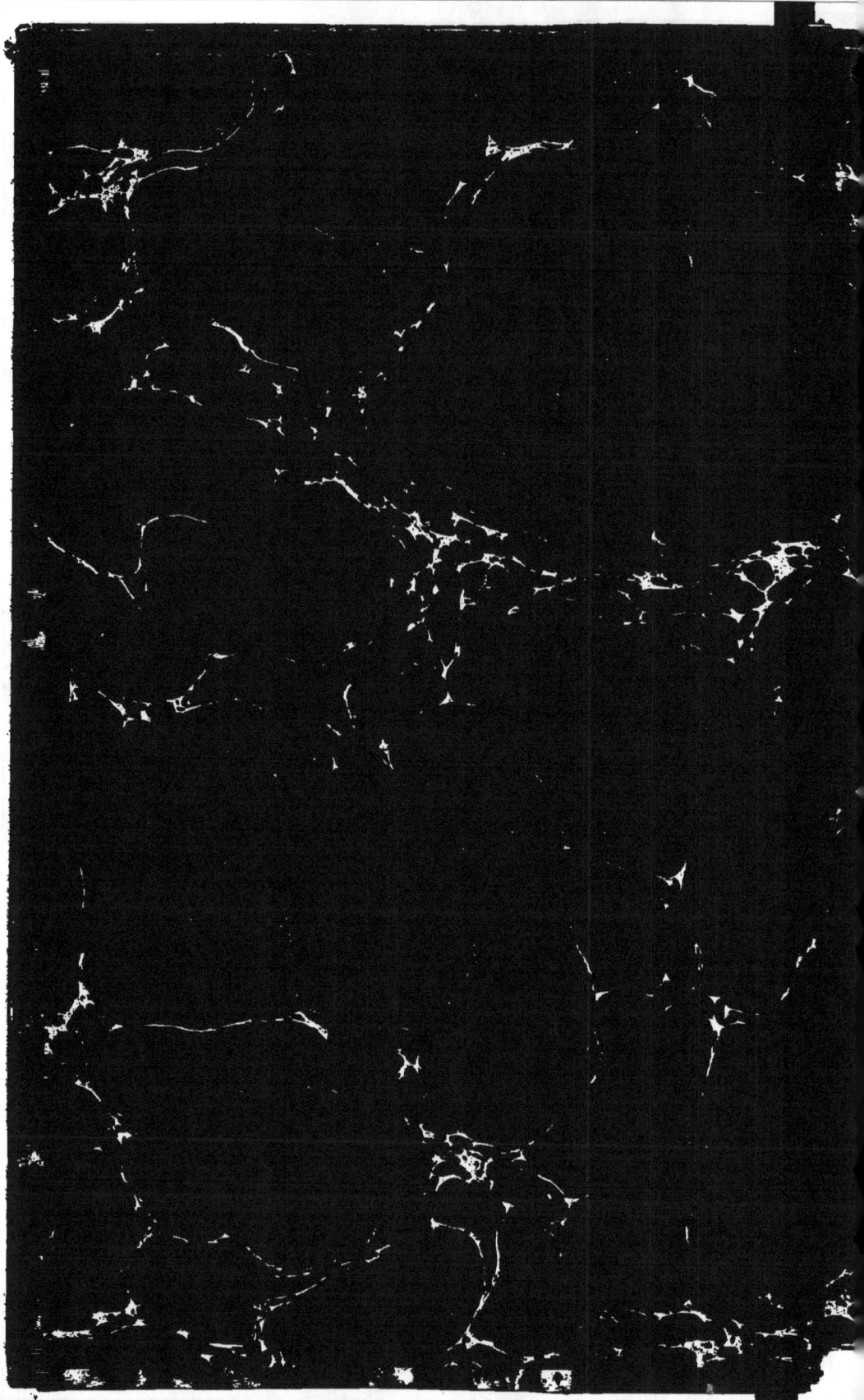

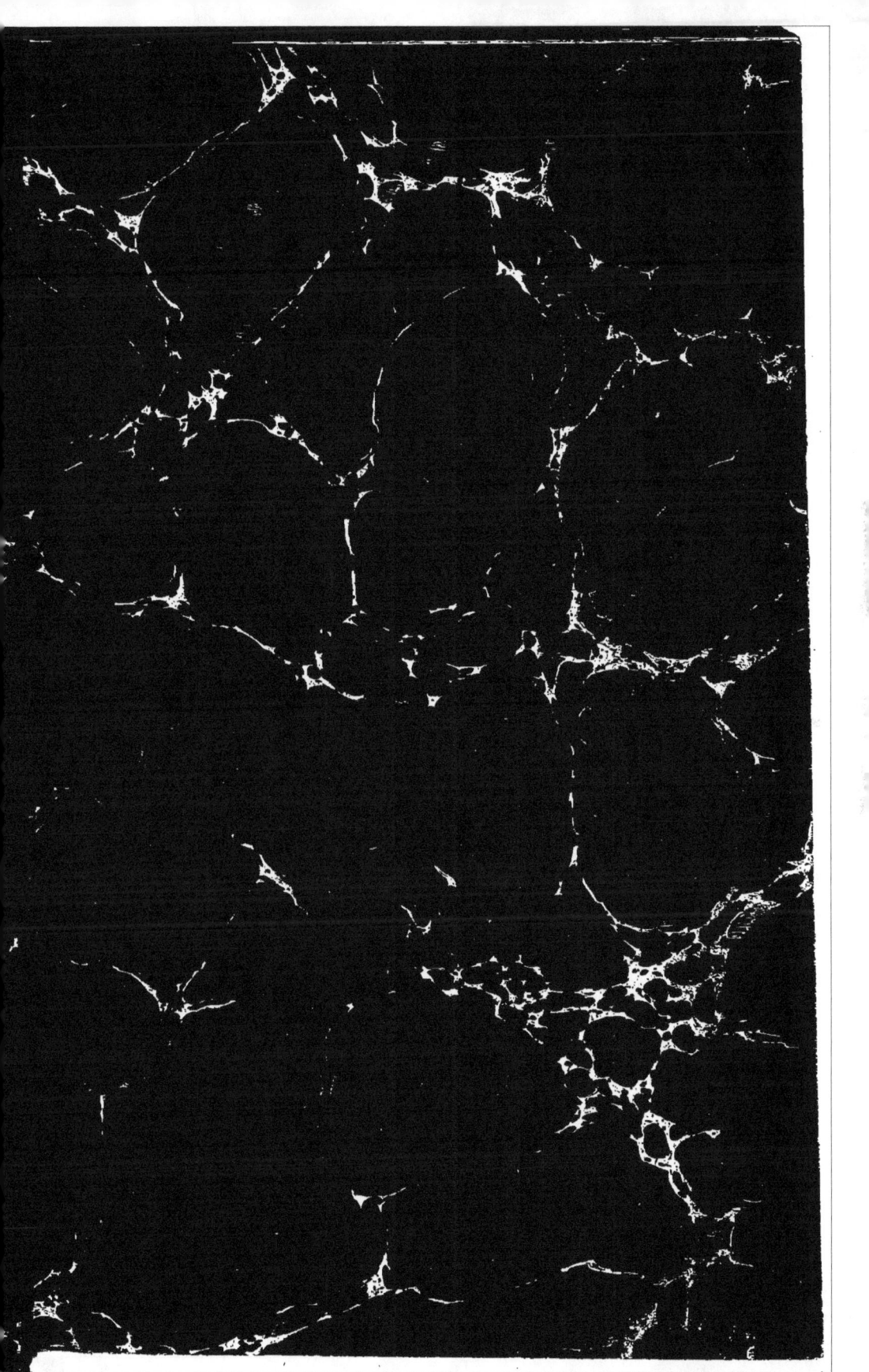

Dr BURGGRAEVE

L'ART

DE

PROLONGER LA VIE

conserver la Couverture

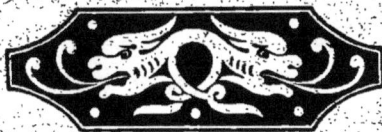

9129

PARIS

GEORGES CARRÉ ÉDITEUR

RUE SAINT-ANDRÉ-DES-ARTS, 58

ET CHEZ TOUS LES LIBRAIRES

1890

L'ART DE PROLONGER LA VIE

PROPRIÉTÉ

Tours. — Imprimerie DESLIS Frères, rue Gambetta, 6

Dᴿ BURGGRAEVE

L'ART

DE

PROLONGER LA VIE

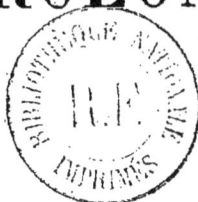

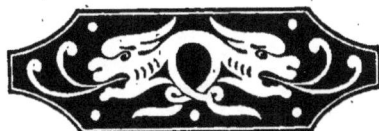

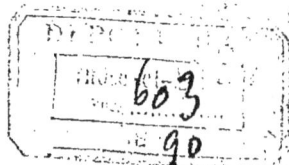

PARIS

GEORGES CARRÉ, ÉDITEUR

RUE SAINT-ANDRÉ-DES-ARTS, 58

ET CHEZ TOUS LES LIBRAIRES

1890

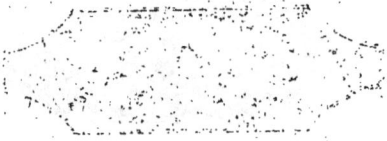

PREMIÈRE PARTIE

HYGIÈNE PHYSIQUE

I

LA MALADIE

La maladie est-elle tellement inhérente à l'humanité qu'elle soit un moyen d'équilibre, de sorte que n'ayant pas un mal, nous dussions en avoir un autre?

La maladie serait-elle un appoint de la santé ou bien aurait-elle été imposée à l'homme en punition de la faute de ses premiers parents?

L'une ou l'autre supposition serait erronée et contraire aux vues de la Providence.

*
**

La maladie dépend de nous-mêmes, de notre manière de vivre, de notre état social surtout, si peu en rapport avec la nature.

*
**

Loin de nous de vouloir faire son procès à la civilisation. Le philosophe de Genève — qui fit de la vie naturelle son idéal — fut en proie à mille infirmités dont son esprit subit l'influence tout autant que son corps.

*
* *

On ne peut pas dire non plus que la santé **soit** pour les pauvres d'esprit. Elle est à celui qui **ne** laisse pas aller à la dérive son faible esquif ; **qui** cargue ou déploie ses voiles selon le vent. **Mal**heureusement, sur ce vaste océan de l'existence que de nautoniers imprudents ou ignorants !

*
* *

Les animaux nous font voir l'influence de **la** domestication sur les maladies. Ceux qui **sont** restés à l'état sauvage épuisent la somme de **vie** que la nature leur a assignée, tandis que ceux **que** nous avons asservis ont contracté, de ce **chef**, mille maladies, au point qu'il a fallu créer **une** médecine des bêtes, un *art vétérinaire*, **tout** aussi compliqué que la médecine humaine.

*
* *

Hélas ! il n'y a pas les épidémies seulement : il y a aussi les épizooties, et ce sont celles-là **qui** nous préoccupent le plus, peut-être parce qu'il s'agit d'animaux de prix.

*
**

Aucune maladie n'est primordiale ; toutes sont acquises ; mais la plupart se transmettent comme un héritage qu'il ne nous est même pas donné d'accepter sous bénéfice d'inventaire.

*
**

Est-ce à dire que nous ne puissions améliorer cet héritage ?

Le prétendre serait du fatalisme et on sait à quoi a servi ce dernier.

Au moyen âge on croyait à la colère divine et on laissait le mal s'invétérer. On séquestrait les « maudits de Dieu ». Vingt mille léproseries couvraient l'Europe et étaient insuffisantes à contenir les malheureux qu'elles ensevelissaient vivants !

*
**

Les voyageurs d'outre-mer étaient mis en quarantaine, mais la peste se riait des lazarets.

*
* *

Un jour, un médecin intrépide voulut montrer aux Turcs que la peste était de leur fait ; que c'était moins la contagion qu'ils avaient à craindre que leur propre incurie.

Jusqu'ici les vrais croyants ne sont pas convaincus. Pour eux, Dieu est grand et Mahomet est son prophète.

*
* *

Mais tous les exemples d'incurie n'existent-ils pas seulement en Orient ? Nos villes sont-elles assainies ? N'y a-t-il plus de quartiers boueux où le soleil ne pénètre jamais ? Ne sont-ce pas ceux qui portent le fardeau le plus rude de la civilisation qui sont les premières victimes du laisser-faire et du laisser-aller ?

*
* *

Certes, ce ne sont pas les avertissements qui ont manqué. Mais si le nombre des Cassandres est grand, celui des Troyens insouciants est bien plus grand encore.

*
* *

Pourquoi les maladies de lymphatisme abondent-elles aujourd'hui ? A cause du manque de sang. Que faudrait-il pour reconstituer ce dernier ? Un aménagement plus hygiénique de la vie civilisée : moins de concessions au culte du veau d'or ; moins de mariages précoces ou mal assortis ; moins de mollesse aux uns, moins de privations aux autres ! A tous l'air vivifiant, et à ceux qui en sont privés, une nourriture saine et..,.. suffisante.

*
* *

N'est-ce pas une dérision de vouloir tout de la médecine ? Elle dit : Donnez-moi les choses de l'hygiène. Mais un état social mal équilibré y fait obstacle (Voir nos *Etudes sociales*. — Chez G. Carré, Paris, rue Saint-André-des-Arts, 58).

*
* *

Et voyez ce qui en résulte : à mesure que le mal s'étend, les charges publiques augmentent. La charité est insuffisante à combler le gouffre qu'on nomme l'*Assistance publique* — ce ton-

neau des Danaïdes, jamais rempli parce qu'il **fuit**
par le fond.

*
* *

On bâtit des hôpitaux somptueux ; on **ouvre**
des crèches, et on ne s'aperçoit pas que ce **pal-**
liatif — très louable en soi — ne fait qu'**affai-**
blir l'esprit de famille.

*
* *

On se plaint de la dégénérescence **croissante**
de notre espèce ; mais à qui la faute ?

*
* *

Nous avons tellement abrégé notre existence
qu'on dirait que le jour présent ne doit pas **avoir**
de lendemain. Dans ce tourbillon où on se **laisse**
entraîner, on n'a le temps ni d'être jeune ni **de**
vieillir. La question même d'humanité s'**efface**.
La mécanique et la vapeur — ces deux **inféoda-**
tions de notre siècle de fer — passent tous **les**
travailleurs sous leur niveau, sans distinc**tion**
d'âge ni de sexe. L'homme n'est même **plus**
compté comme une force, tant il est faible **et**
rabougri !

Dira-t-on qu'il n'y a là rien à faire? Que c'est une question de concurrence, de liberté commerciale?

La liberté — nous le savons — serait le remède si, à côté, il n'y avait l'égoïsme.

*
* *

On parle de l'amélioration des produits de l'industrie; qui nous parlera de l'amélioration des producteurs?

*
* *

Un jour Barnum eut l'idée d'ouvrir une exposition de nourrissons, et on le traita de charlatan!

*
* *

La phtisie pulmonaire dévore 20 % de notre population. Quel argument..... *ad mortem!*

*
* *

On s'évertue à instruire le peuple et on a raison; mais la vie de famille — cette instruction du cœur — est-elle suffisamment sauvegardée?

Le foyer domestique, chez nous, jouit-il du même respect que chez les anciens?

Oui, il y a là un devoir sacré à remplir, et nous crierons, à notre époque si fière de ses progrès:

« Assez pour les choses, occupons-nous enfin des hommes. »

II

BILAN PHYSIQUE

On croit généralement — trop généralement — que bien se porter est affaire de hasard, quand c'est, au contraire, une question de surveillance, de soins de chaque jour.

*
* *

Le négociant qui fait annuellement son bilan, qui le balance par Doit et Avoir, qui s'imputerait à crime la moindre négligence, la plus petite omission, serait bien étonné si on lui apprenait qu'il néglige le premier des biens, sans lequel les autres ne sont rien et dont la perte le constituerait plus qu'en état de faillite : la santé.

*
* *

Il répondra que c'est au médecin à s'en mêler. Mais le médecin n'est pas toujours là, et quand on l'appelle, il est souvent trop tard.

*
* *

L'art du diagnostic a fait d'incontestables pro-grès ; le plus petit bruit est recueilli comme signe d'un désordre profond. Mais pourquoi laisser venir les choses jusqu'au désordre — c'est-à-dire, la lésion organique?

*
* *

Quand la machine marche irrégulièrement ou avec un mouvement rude, le mécanicien attend-il pour y remédier que les dents des engrenages soient brisées?

*
* *

Sur nos chemins de fer, que de malheurs n'ar-riveraient pas chaque jour sans une surveillance incessante?

*
* *

Et nous, qui sommes lancés sur les rails d'une voie bien autrement dangereuse, où un grain de sable peut faire dérailler, nous n'aurions aucun souci de notre corps, de cette pauvre locomotive que nous surmenons à chaque instant et à tout propos!

*
* *

Évidemment, ce serait donner au médecin le droit d'être sans commisération pour ceux qui sont sans pitié pour eux-mêmes.

*
* *

Prévenir vaut mieux que guérir, et on le peut si on le veut ; à moins d'un accident fortuit, une tuile venant à nous tomber sur la tête. Encore sait-on qu'il ne faut pas marcher là où les tuiles pleuvent.

*
* *

Molière, qui a fait beaucoup de bien en démasquant le charlatanisme et la fausse science — comme la fausse dévotion — a fait aussi beaucoup de mal en favorisant l'esprit fort, c'est-à-dire la poltronnerie : car affecter de ne pas croire à la médecine, c'est cacher sa peur.

*
* *

Il n'est pas dans la nature de l'homme de ne

pas croire. S'il y a une science médicale — et Molière en doutait — il ne faut pas avoir peur d'y recourir ; mais il faut y recourir à temps.

*
* *

Y a-t-il rien de plus triste qu'une résistance impossible à un mal irréparable ?

Le médecin n'est pas le moins à plaindre, étant obligé, par humanité, de cacher la situation.

*
* *

Il importe donc de faire le bilan de sa santé, comme de ses affaires, afin de ne pas se trouver tout à coup devant une de ces situations qui n'admettent point d'atermoiement.

*
* *

La vie civilisée est pleine d'excitations morales et physiques que ne balancent point l'action du corps, les conditions hygiéniques du travail, la salubrité du régime et des demeures. Pour rétablir l'équilibre, il est nécessaire de stimuler, dans une juste mesure, l'activité organique, sans en accroître la dangereuse excitabilité.

Tel est le but de la diététique, qui a pour effet de maintenir le jeu régulier des organes, afin de n'avoir pas à rompre brusquement avec nos habitudes et notre manière de vivre par la nécessité de prendre des médicaments.

*
**

Il n'en est pas de même de l'Allopathie qui a pour but de produire une perturbation pour en faire cesser une autre, qui est la maladie.

« Qu'est-ce qu'employer un remède et guérir une maladie? » demande Hufeland. « C'est produire dans le corps, en y excitant une impression dont il n'a pas l'habitude, un changement extraordinaire qui détruise un autre état contre nature. L'application d'un médicament n'est autre chose que l'art de provoquer une maladie artificielle pour en guérir une naturelle. Ce qui le prouve, c'est que quand une personne en bonne santé prend des médicaments, elle s'en trouve toujours plus ou moins incommodée. L'administration d'une substance médicamenteuse est constamment nuisible en elle-même. Elle n'est licite et ne devient utile que quand elle met fin à un état de maladie existant. Il n'y a donc que celui qui connaît parfaitement le rapport du remède avec la maladie, c'est-à-dire le médecin, qui puisse s'arroger le droit d'exciter ainsi une maladie artificielle. Sans cela, ou le remède est inutile et l'on dérange sans motif la santé, ou il ne convient pas à la maladie et le pauvre patient se trouve alors avoir deux maladies, tandis qu'il n'en avait qu'une seule avant; ou enfin le remède ne fait qu'accroître et aggraver encore l'état existant. Il vaut beaucoup mieux, lorsqu'on est incommodé, s'abstenir de médicaments que d'en prendre qui ne conviennent pas à la maladie. »

*
* *

Il y a lieu de s'étonner de la facilité avec laquelle beaucoup de gens acceptent des remèdes de toutes mains; ils ont plus de confiance dans l'empirisme que dans la science, comme si un remède, dans la supposition même qu'il soit bien indiqué, convenait à tous les cas, à toutes les idiosyncrasies, à toutes les constitutions.

*
* *

Passe pour l'attouchement des mains : du moins, si on n'est pas guéri, on ne voit pas son mal empirer.

*

Voilà donc ce qui est bien entendu : pas de remèdes en dehors de la prescription du médecin ; pas de soi-disante médecine domestique où l'on trouve des remèdes pour toutes les maladies, hors pour celle qu'on a.

*

Pense-t-on qu'une science qui a mis des siècles à se faire, soit à la portée des plus vulgaires intelligences ? On ne voudrait pas d'un empirique pour son cheval, pourquoi l'accepte-t-on bénévolement pour soi-même ? L'empirique s'adresse aux effets et non à la cause : voilà pourquoi, en voyant cesser momentanément certains symptômes, on se croit guéri. Mais le mal ne tarde pas à reparaître.

*

Et puis, sait-on si toute maladie peut être supprimée impunément ? Il y a des mouvements morbides qu'il faut respecter. « Il y a beaucoup d'affections, dit Hufeland, qui ne sont autre chose que des efforts de la nature pour rétablir l'équilibre, pour expulser des matières qui ne conviennent pas, ou pour dissiper des congestions. Si on fait disparaître les symptômes actuels, sans avoir égard, ni aux causes, ni aux résultats éloignés, on ne fait qu'arrêter la réaction par laquelle la nature cherche à guérir la véritable maladie ; on éteint le feu à l'extérieur tandis qu'on le redouble à l'intérieur ; on nourrit la cause matérielle, dont la nature aurait peut-être triomphé si on lui eût laissé continuer son travail, et on rend le mal plus enraciné, plus incurable. » Le proverbe : *Le mieux est l'ennemi du bien*, est vrai en cette circonstance.

*
* *

Les anciens, qui ont tout déifié — même les infirmités humaines — rendaient un culte public à la déesse Fièvre (*Febris diva*) ; quelle plus grande preuve de non sens ? Il y a des choses saintes, disaient-ils, auxquelles il ne faut pas toucher. Avec le médecin, il n'y a pas de danger que cette croyance tourne au préjugé, parce que c'est un juge intelligent de ce qu'il faut faire et de ce qu'il faut laisser. Que de motifs de mettre en lui sa confiance exclusive !

*
* *

Mais si le public n'a pas à s'occuper de thérapeutique — ou des remèdes — il n'en est pas de même de la diététique. « La partie de la médecine, dit Hufeland, qui apprend à prévenir les maladies et à conserver la santé, soit en général, soit dans tel cas particulier, est la seule qui puisse être admise dans le plan de l'éducation générale. »

III

BILAN MORAL

Beaumarchais a dit :

« Boire quand on n'a pas soif, voilà ce qui nous distingue des autres bêtes. »

*
* *

Gardons-nous d'une semblable idée. D'ailleurs, ces paroles, l'auteur du *Mariage de Figaro* les place dans la bouche d'un ivrogne, à la suite de cette question : « Malheureux ! boiras-tu toujours. »

*
* *

La réponse d'Antonio prouve que les ivrognes, quand ils ne sont pas arrivés au dernier degré d'abrutissement ou plutôt quand ils ne sont pas descendus au-dessous de la brute, cherchent une excuse à leur fatale passion.

***

Cette lueur d'intelligence est ce qui les distingue..... des autres bêtes.

***

Il y a en nous la *brute*, l'*esprit* et l'*âme*. Distinguons bien ces trois natures.

La *brute*, c'est l'être purement animal; nous ne disons pas physique, car même dans l'animal il y a autre chose que la matière. L'animal a l'instinct; il a son affectivité; il a même, jusqu'à un certain point, l'esprit.

***

Entre l'instinct et l'esprit il y a cette différence que le premier est machinal et se traduit toujours par les mêmes actes — souvent trop merveilleux pour qu'on en puisse faire un mérite à celui qui le possède; car que serions-nous alors à côté du plus infime insecte? — tandis que l'esprit est quelque chose de spontané — nous ne disons pas toujours logique, car cela dépend du point de vue où l'on se place ou de la position dans laquelle on se trouve. — On peut avoir beaucoup d'esprit et fort peu de sens commun.

*
* *

Nous n'avons jamais compris pourquoi on nomme *sens commun* ce qui est si rare.

*
* *

Voici maintenant où commence la différence entre nous et les animaux : c'est que nous avons la raison, une âme, un libre arbitre, partant une responsabilité morale.

*
* *

Gardons-nous d'attribuer une âme aux bêtes. — De quel droit, sans cela, nous en servirions-nous, les mangerions-nous avec tant de quiétude ?

*
* *

Certains sauvages sont anthropophages, parce que chez eux le sens moral n'est pas développé. Il y a cependant chez eux des nuances : les uns mangent leurs ennemis pour se venger, les autres pour les honorer. Sous ce rapport nous sommes

plus sauvages qu'eux quand nous nous entre-
tuons pour des motifs souvent puérils.

*
* *

L'animal n'est ni bon, ni mauvais ; il est tel
que son organisation le fait. Le tigre dévore sa
proie aussi tranquillement, aussi innocemment
que le bœuf broute l'herbe. Il ne sait pas, il ne
comprend pas qu'il tue un être qui vit, qui sent.

*
* *

Remarquons l'admirable sagesse de la nature :
chaque animal carnassier a une manière de tuer
sa proie, afin de la faire souffrir le moins possible ; les uns, d'un coup acéré, ouvrent une ar-
tère principale ; les autres luxent la moëlle épi-
nière. Presque toujours la mort est instantanée.

*
* *

L'homme seul est bon ou mauvais selon qu'il
obéit à ses passions ou leur résiste : c'est-à-dire,
parce qu'il a une âme.

*
* *

Mais la charge de cette dernière est souvent bien lourde. La lutte qu'elle engage avec le corps ne tourne pas toujours à son avantage.

Que faire ? Affaiblir le corps par les privations, des macérations ?

*
* *

Mais alors se présente un autre inconvénient : — *Nous sonnons creux*. — L'estomac à vide renvoie vers le cerveau des images que celui-ci prend pour des réalités.

*
* *

Et d'ailleurs la macération du corps impliquerait qu'on n'a rien à faire ici-bas. Notre mission n'est pas purement contemplative : les intérêts terrestres ont aussi leurs droits.

*
* *

Que faire encore une fois ?

Tâcher que notre nature animale ne prime point notre nature morale ; soigner la santé physique afin que l'âme ait toute sa liberté.

*
* *

Platon disait que la nature nous a donné un
canal digestif très long pour éloigner les inter-
valles des repas et nous permettre de vaquer à
la philosophie.

*
* *

Il est certain que nous n'avons pas toujours
cette liberté d'action, sans cela nous serions
moins journaliers.

*
* *

Nous sommes bons par nature ; mais ce sont
souvent les impulsions viscérales qui l'emportent.
Le bilieux est irritable à son insu, parce qu'il a
de la bile dans le sang ; le sanguin est emporté
parce qu'il a un sang trop riche, trop excitant ;
le lymphatique est indolent pour un motif contraire.

*
* *

Cela ne constitue pas l'essence morale de
l'homme, mais y influe ; et ce sont ces influences

que nous devons chercher à restreindre dans la mesure du possible.

Comment ? En soignant la santé physique ; en régularisant les fonctions ; en faisant, en un mot, que le fonctionnement organique ait lieu sans heurt et sans bruit.

*
* *

Sans doute il y a la force d'âme qui nous met au-dessus des infirmités physiques. Mais cette force est l'apanage de quelques-uns seulement. Ne l'exigeons pas de tous.

IV

LA LONGÉVITÉ

La mort a des rigueurs à nulle autre pareilles,
    On a beau la prier
La cruelle qu'elle est se bouche les oreilles
    Et nous laisse crier !

Depuis que Malherbe a écrit ces beaux vers pour consoler un père inconsolable, on a fait la mort pire qu'elle n'est.

Les courageux la regardent en face ; — les timides se cachent la tête, comme l'autruche, sous son aile ; personne ne fait rien pour l'éviter.

*
**

Si nous n'épuisions pas nos forces avant le temps, et si nous savions déposer le fardeau quand le moment du repos est venu, il est probable que la machine marcherait mieux et plus longtemps d'après le proverbe italien :

Chi va sano va lontano.

*
* *

Mais nous ne savons être ni jeunes, ni vieux.

*
* *

Jusqu'à quel âge pouvons-nous vivre ? Cette question a été posée souvent sans pouvoir être résolue, parce qu'elle s'appuyait plutôt sur l'exception que sur la règle.

*
* *

De règle ? il en existe une cependant : la durée de la croissance. Mais cette loi, constante pour les animaux, ne l'est plus pour l'homme. La raison ? c'est que ce dernier s'écarte constamment de l'ordre naturel. C'est dans sa nature turbulente, primesautière.

*
* *

En nous appliquant la loi posée par Buffon, on arrive à ce résultat que, croissant jusqu'à vingt ans et pouvant atteindre sept fois ce chiffre, notre existence serait de cent quarante ans. Prenons le chiffre rond : cent cinquante ans. Haller cite des vieillards de cent soixante ans.

*
* *

Mais ce gros lot de la vie est tellement aléatoire qu'il est prudent de n'y pas compter. Nous faisons comme les joueurs inexpérimentés : nous mettons tout notre avoir sur une couleur; et l'impitoyable croupier ne nous laisse pas le temps de redoubler.

*
* *

Il est certain cependant qu'il y a en nous plus de principes de vie que dans les animaux, puisque nous avons, de plus qu'eux, un principe immatériel. Tout ne dépend pas en effet chez nous de l'impulsion des organes : si nous avons nos passions, nous avons également notre raison — dont, hélas! nous nous servons si peu.

*
* *

Comment la mort naturelle arrive-t-elle? Nous ne répondrons pas : par la cessation de la vie — ce serait une vérité à la manière de La Palisse — mais par la cessation du mouvement or-

ganique; ce qui est bien différent, car la vie —
en tant que force — ne saurait s'éteindre. C'est
une flamme qui se renouvelle sans cesse.

*
* *

La preuve de ce que nous venons de dire c'est
qu'on a trouvé des animaux vivants dans des
moellons, où ils étaient restés renfermés pendant
des siècles.

Bacon avait tiré de ce fait la conséquence que
pour entretenir le mouvement vital il faut le ra-
lentir.

C'est tout le contraire, puisque l'inactivité est
la rouille du corps.

*
* *

Il est certain, en effet, que, comme tout être
vivant, nous sommes sujets à l'incrustation. —
Nous laissons de côté les morts accidentelles. —
C'est le cœur qui, le premier, a sonné l'heure de
la vie, qui sonne également l'heure de la mort.

*
* *

Un savant académicien — mort avant le

temps, preuve qu'il est plus facile de disserter que de pratiquer — a fait voir que le cœur d'un vieillard contient plus de substances terreuses que le cœur d'un jeune homme. Sa souplesse, son élasticité, ses contractions tendent ainsi à s'affaiblir, et il arrive un moment où son mouvement s'arrête, comme une horloge dont on a négligé de graisser les rouages et de remonter le ressort.

*
**

La conséquence de ceci, c'est qu'il faut entretenir le mouvement organique.

*
**

C'est le but de notre système.

V

LE RAFRAICHISSEMENT DU CORPS

CE QUE NOUS DEVONS VOULOIR

On ne doit pas chercher dans ce chapitre une panacée ou *arcane* contre toutes les maladies. Nous dirons même qu'il faut s'en garder avec soin.

Ces prétendus appels à la santé sont plutôt des appels à la maladie.

Les guérisseurs le savent bien : ils sèment pour récolter.

*
* *

C'est pour empêcher de semblables jongleries que les livres de médecine populaire sont nécessaires.

Non que le public doive être mis à même de se traiter lui-même ; il importe, au contraire, qu'il ignore jusqu'aux noms des maladies.

Un mal qu'on croit avoir est souvent plus dangereux qu'un mal qu'on a.

C'est déjà assez pour le médecin de sa responsabilité pour ne pas la compliquer du demi-savoir des malades.

Rien de plus dangereux que la lecture des livres de médecine pour qui n'en a ni la mission, ni le devoir.

Mais ce qu'il importe de répandre dans le public, ce sont les notions d'hygiène.

*
* *

Molière a dit une chose juste — sous une forme burlesque — quand le *Malade imaginaire* demande à son médecin « combien faut-il mettre de grains de sel dans un œuf à la coque ».

C'est, en effet, qu'il ne faut pas pousser le scrupule jusqu'à consulter le médecin sur les moindres détails du régime.

Ces timoréités à l'endroit du corps ne sont pas moins dangereuses que celles à l'endroit de la conscience.

C'est une marque de faiblesse, sinon d'ignorance.

*
* *

Il y a des choses de la santé qu'il faut savoir.

Et voyez ! le sportman est au courant de l'hygiène du cheval ; — le chasseur connait celle du chien, — les éleveurs celle de la race bovine et porcine. — Ils ont même, à ce sujet, des connaissances spéciales. Jamais la science de l'élevage n'a été poussée si loin : elle va jusqu'à développer certaines parties aux dépens de certaines autres ; jusqu'à supprimer les caractères de race, comme les cornes au taureau.

*
* *

Dieu nous garde de tomber dans de semblables mains. Ils nous auraient bientôt améliorés..... à leur façon.

Mais ce que les éleveurs savent nous pouvons l'apprendre. Les lois de la physiologie ne sont pas tellement obscures qu'il faille être médecin pour les comprendre.

Il suffit de s'en occuper un instant pour en saisir le merveilleux ensemble.

Sans prétendre à l'âge des patriarches, tâchons de jouir, en bonne santé, du contingent qui nous est accordé. Usons de la vie mais n'en abusons pas. Ne nous bornons pas aux jouissances matérielles. Que l'esprit ait sa place à ce banquet de l'existence.

*
* *

L'antagonisme du corps et de l'âme, c'est l'éternelle histoire de l'humanité ; et les philosophes — nous disons certains philosophes — n'ont fait que rendre cet antagonisme plus marqué en refusant : les uns, ses satisfactions au corps ; les autres, ses droits à l'âme. Un jour, les membres prétendirent ne plus travailler pour l'estomac et celui-ci s'en vengea en laissant tomber le corps dans le dépérissement.

*
* *

Que de grands esprits ont succombé à ce rude labeur de la pensée en négligeant ou plutôt en oubliant les besoins du corps !

Le bonhomme Chrysale est plus dans le vrai quand il dit :

Oui, mon corps est moi-même et j'en veux prendre soin.
Guenille si on veut, ma guenille m'est chère.

Pourquoi tant s'élever contre ce pauvre corps ?

N'est-ce pas la demeure de l'âme ? et l'âme, en tant que l'essence divine, ne mérite-t-elle pas qu'on la loge convenablement ?

Notre organisme est le plus parfait de tous ;

ne laissons pas se détériorer, faute de soins, ce chef-d'œuvre de la création.

*
* *

Il y a d'autres considérations : notre existence ne nous appartient pas puisqu'elle est liée à d'autres existences. Le père de famille se doit à ses enfants ; quel deuil quand il vient à être enlevé prématurément !

*
* *

Notre existence ne sera jamais assez longue quand nous saurons l'employer à faire le bien.

Voilà pour quels motifs le premier des devoirs est celui de surveiller sa santé. Appliquons-nous-y ; les moyens en sont simples.

VI

AGENTS DE LA CONSERVATION UNIVERSELLE

La Nature qui a tout prévu — même nos excès — nous a donné les moyens d'en pallier les conséquences.

*
* *

Parmi les moyens ou les agents de la conservation universelle, il faut placer:

L'EAU ET LE SEL

L'eau est le grand dissolvant de la nature. Sans l'eau, le monde organique n'aurait pu se développer.

*
* *

Le sel est l'agent conservateur par excellence. Sans le sel, tout tend à la décomposition, à la putréfaction.

*
* *

La géologie a permis de constater un fait important: c'est que les couches de sel gemme, dans le sol, coïncident avec les débris des grands animaux antédiluviens. C'est après que la mer s'est salée qu'ont apparu les énormes poissons, les monstrueux cétacés qui en ont peuplé les profondeurs.

Jusque-là, on ne constate que des débris de mollusques d'eau douce.

*
* *

« Quand on considère, dit Alexandre de Humbolt, la sécheresse qui règne dans l'intérieur des grands continents et l'aridité de la végétation dans ces contrées centrales, on reconnaît que la prédominence des mers est une des conditions de la fécondité du globe et du développement de la population organique. » (*Cosmos.*)

*
* *

On a observé l'influence sanitaire des marais salins comparativement aux marais d'eau douce. Dans ces derniers règnent les fièvres intermittentes, tandis que, dans les premiers, ces fièvres n'existent point.

*
* *

Dans la Camargue, il existe, à côté de marais d'eaux pluviales, d'autres marais à la nature saline, auxquels les troupeaux qui y paissent doivent leur bel aspect et leur vigoureuse santé, tandis que le bétail qui pâture dans les marais non salés est atteint de la cachexie aqueuse.

*
* *

Les contrées encore sauvages du nouveau monde présentent une fidèle image des premiers temps de la création : on rencontre, à chaque instant, dans les steppes de l'Ohio, d'Indiana et du Kentucky, des pistes de bandes de buffles conduisant aux gîtes salifères, quelquefois à d'énormes distances — deux et même trois cents lieues. — C'est l'instinct qui guide ces animaux, comme l'hirondelle dans ses migrations.

*
* *

Partout où le sel vient s'efflorescer à la surface

du sol, des mammifères et des oiseaux s'y rassemblent en quantités innombrables. C'est aux bords des mers tropicales qu'on trouve les inépuisables dépôts de guano qui alimentent l'agriculture.

*
* *

Il y a dans le sel — selon l'expression du physiologiste Haller — quelque chose qui convient à la nature animale. Il en est des carnassiers comme des herbivores, car tous en mangent avec délice et s'en trouvent bien pour leur santé.

*
* *

Il en est de même de l'homme. L'usage du sel est tellement important qu'Homère le nomme *divin*. Sans le sel on ne saurait vivre. La gabelle, en le frappant, savait que le rapport serait productif. Quoique l'impôt actuel ne soit point vexatoire, il en résulte cependant que le peuple ne mange pas autant de sel qu'il le devrait pour sa santé.

*
* *

Certaines eaux minérales doivent leurs vertus aux sels neutres qu'elles contiennent, prin-

cipalement au chlorure de sodium — ou sel
commun — et au sulfate de magnésie. L'eau
ordinaire doit d'être potable à la présence de ces
mêmes sels. Quand elle en manque, elle est fade
et de mauvaise qualité. Hommes et bêtes lan-
guissent.

* *
*

L'eau et le sel, voilà donc les deux facteurs de
la santé.

ACTION DU SEL TONIQUE RAFRAICHISSANT SUR LA BILE.

Le matin, au sortir du lit, on éprouve une certaine lourdeur. Les mouvements sont indécis, la
tête embarrassée. Pour peu que la digestion de
la veille ne se soit pas bien faite, on a la bouche
pâteuse et deux stries jaunâtres se dessinent sur
la langue. C'est l'indice d'un état bilieux.

* *
*

En effet, la bile s'est étendue dans la muqueuse
comme une tache d'huile. C'est donc la peau in-
térieure qu'il faut dégraisser.

*
* *

L'eau n'y suffirait point sans le sel, qui saponi-fie les matières grasses de la bile et les entraîne. Presque aussitot après, la bouche devient fraîche et la teinte jaune de la langue disparaît.

*
* *

On comprend qu'en faisant cette opération tous les matins, on n'est pas sujet aux embarras gas-triques qui exigent les purgatifs et la diète.

*
* *

Ce qui prouve qu'il ne s'agit pas d'un simple lavage, c'est qu'immédiatement après on peut déjeuner. La poudre rafraîchissante a pour effet d'activer la digestion ; ce n'est même qu'à la con-dition d'une alimentation substantielle qu'on peut en continuer l'emploi.

*
* *

La nutrition s'opère ainsi sur des matériaux frais et nos humeurs se renouvellent chaque jour.

LA RÉNOVATION DU CORPS

« Nous sommes, a dit Voltaire, réellement et physiquement, comme un fleuve dont toutes les eaux coulent dans un flux perpétuel. C'est le même fleuve par son lit, ses rives et sa source, son embouchure, par tout ce qui n'est pas lui. Mais changeant à tout moment son eau — qui constitue son être — il n'y a nulle identité, nulle mêmeté pour ce fleuve. »

*
* *

Nous renouvelons constamment notre eau, c'est-à-dire nos liquides nutritifs. La substance de nos organes change également ; il ne reste de fixes que nos rives, c'est-à-dire les canaux ou méandres par lesquels ces liquides se distribuent dans toutes les parties du corps.

*
* *

Notre moral même change. Nous ne sommes pas assez forts pour résister aux fluctuations de la matière ; la surface du fleuve est tantôt unie, tantôt ridée, tantôt violemment agitée, selon que le temps est calme ou orageux.

*
* *

On ne sépare pas le prisonnier de son cachot. Ainsi de l'âme. Notre corps est parfois un rude boulet. Qu'y faire ? En diminuer le poids autant que possible.

*
* *

A la rigueur, on obtiendrait ce résultat par la sobriété ; mais la sobriété est une vertu tellement sublime, que, la plupart du temps, elle est au-dessus de nos forces.

*
* *

Il n'y a que ceux qui ont un mauvais estomac à qui il est facile d'être sobres. Encore prennent-ils souvent la fausse faim pour la faim véritable, et payent-ils chèrement cette méprise.

*
* *

Après avoir pris le Sedlitz Chanteaud (1), il faut boire un ou deux verres d'eau pure, selon la sécheresse de la bouche. On ne saurait établir à cet égard de mesure. C'est affaire de constitution : sèche ou humide.

(1) Cette préparation saline, très en vogue aujourd'hui, est composée de sulfate neutre de magnésie déshydraté, de même que la poudre rafraîchissante qui porte notre nom.

L'HYPOCONDRE GUÉRI

Hufeland nous apprend qu'un célèbre chirurgien — du nom de Theden — lequel parcourut une longue carrière, dut cet avantage à l'habitude qu'il avait contractée, vers sa quarantième année, de boire sept à huit pintes d'eau fraîche par jour. Depuis l'âge de trente ans, il avait été tourmenté de violents accès d'hypocondrie, dégénérant parfois en mélancolie profonde, avec des palpitations de cœur et des digestions pénibles. Mais tous ces accidents disparurent dès qu'il se fut soumis au régime de l'eau.

*
* *

Bien que l'hypocondrie soit une maladie dont il est difficile de préciser le siège, on ne saurait y méconnaître une souffrance du système veineux abdominal, ayant pour cause des engorgements et réagissant sur le moral, au point de rendre quelquefois la vie insupportable.

*
* *

Pour se dispenser de boire autant d'eau que

le chirurgien dont parle Hufeland, on ajoutera au premier verre à peu près la valeur d'une cuillerée à café de Sedlitz Chanteaud et, après, deux à trois gorgées d'eau fraîche, quantité suffisante pour l'effet à produire ; c'est-à-dire, pour rafraîchir le corps et chasser la bile.

*
**

Ce qu'on fait de bile dans les vingt-quatre heures est prodigieux. On l'estime à 900 grammes ; c'est-à-dire 27,000 grammes en un mois, ou 324,000 grammes en une année.

*
**

Il n'est pas étonnant que tant de gens soient difficiles à vivre ; et il faudrait bien leur dire : Rafraîchissez-vous ! A moins d'une mauvaise humeur invétérée qui doive avoir son cours. A ces podagres moraux il n'y a rien à faire. Ils mourraient d'une colère rentrée s'ils n'avaient leurs accès.

*
**

Avec la bile sont entraînées les matières grossières. La tête et la poitrine deviennent libres.

On cherche quelquefois la cause du mal en haut, quand elle est en bas.

ACTION DU SEDLITZ CHANTEAUD SUR LE SANG

L'effet du Sedlitz Chanteaud sur le sang n'est pas moins immédiat. Le sel augmente sa rutilance en favorisant sa décarbonisation. En même temps, les matériaux albuminoïdes sont maintenus dissous, ce qui empêche les arrêts de la circulation.

*
* *

Mais revenons au sel de cuisine.

Les personnes qui sont tourmentées par les glaires — pour nous servir d'un terme banal — manquent d'éléments salins dans le sang. Sous ce rapport, l'analyse chimique et la statistique expérimentale constatent de grandes différences entre les individus, selon leur tempérament.

*
* *

Un sang riche en sel est moins aqueux, plus dense, et expose moins aux infiltrations.

*
* *

Le sel aide la rénovation du sang. C'est ce qui constitue la fraîcheur de la jeunesse.

* *
*

On peut comparer le corps, quand le sang ne se renouvelle pas, à ces avares qui vivent constamment dans le même milieu, les mêmes vêtements, au milieu des mêmes meubles. Tout chez eux sent le renfermé. Leurs membres desséchés, leurs traits haves et terreux indiquent une avarice poussée jusqu'à la privation des choses nécessaires à la vie.

ACTION DU SEL SUR LES MUSCLES

On a nommé le sang : de la *chair coulante*. C'est, qu'en effet, bon sang et bons muscles sont synonymes. Or, il n'est pas indifférent d'avoir les chairs fermes ou flasques.

* *
*

Il y a, en Angleterre, ce qu'on nomme les (Trainers) *for heaf* — *entraîneurs de santé*. — Leur art consiste à développer le système musculaire par une bonne hygiène et surtout par des exercices méthodiques et gradués.

Tous les matins, ils font prendre un bain;

après quoi, le corps est épongé à l'eau froide et frotté avec une brosse rude afin de donner aux muscles plus de ton. Le régime est substantiel, mais sobre ; les liqueurs fortes sont interdites. Le seul assaisonnement permis est le sel, en quantité modérée, afin de ne pas provoquer la soif.

Il faut se coucher de bonne heure : au plus tard, à dix heures.

*
* *

« L'art de l'entraîneur, dit le Dr Jameson, est arrivé à un tel point de perfection, qu'il parvient à modifier tout le corps, et, dans l'espace de quelques mois, d'une vieille carcasse, toute épuisée, à faire un corps sain et vigoureux. Tel individu qui, avant le traitement, ne pouvait presser le pas sans avoir des étourdissements et perdre haleine, peut ensuite courir plusieurs milles avec la vitesse d'un chien de chasse. Ce qui est remarquable, c'est que les effets du traitement sont aussi durables que prompts. »

*
* *

On comprend que la condition de succès, c'est qu'il n'existe pas de lésion organique. On obtiendra le même résultat en s'épongeant chaque matin le corps à l'eau fraîche, et en l'essuyant avec un linge un peu rude, puis en faisant une promenade au pas gymnastique.

*
* *

L'effet du sel sur le système musculaire consiste principalement à rendre la contraction des muscles plus énergique et à dégager ainsi plus de calorique. Ce dégagement peut aller jusqu'à un degré dans un même muscle, pour un temps de contraction. Qu'on juge de la quantité énorme de chaleur produite par tout le système musculaire en activité. Ce n'est pas exagérer que de l'évaluer au 7/10 de la chaleur totale du corps. Ceux qui ne se donnent aucun mouvement sont frileux.

*
* *

Le sel remet de la fatigue. Voici un fait que nous avons recueilli, un jour que nous rencontrâmes un individu faisant la même route. C'était un quidam d'apparence grossière, mais à l'air intelligent. Tout en cheminant il nous apprit qu'il était bouvier de son état et qu'il conduisait des bestiaux à de grandes distances. Dans le commencement il lui arrivait d'en devoir laisser en route. « Mais maintenant, nous dit-il, cela ne m'arrive plus, parce que j'ai trouvé le remède. » — Ce remède quel est-il? — Au départ, je me pourvois de gros sel, et lorsque le soir, à l'étape, je m'aperçois qu'une de mes bêtes refuse de boire, je lui fourre dans le gosier une poignée de sel. Presque immédiatement après, l'animal boit et mange. Le lendemain, il est reposé et peut reprendre la route.

* *

Le simple bon sens avait donc appris à cet homme grossier ce que la science ne fait souvent connaître qu'après coup.

* *

Les éleveurs veulent-ils avoir des bêtes bien en chair, ils leur donnent du sel avec leurs aliments. Veulent-ils simplement les engraisser, ils se dispensent de leur en administrer. Les tourteaux et la drèche dont ils les nourrissent alors, contenant peu ou pas de principes salins, les bêtes engraissent à vue d'œil et deviennent obèses.

*
* *

Dans un voyage à Londres, nous avons remarqué que le beœf traditionnel a singulièrement dégénéré. On ne sait ce qu'on mange : si c'est du bœuf ou du porc. Cette viande provient généralement d'animaux engraissés dans les distilleries et dont la chair infiltrée de graisse n'a aucune consistance.

*
* *

Dans ce pays, tout se fait à la vapeur.

*
* *

D'après ce que nous venons de dire, on comprend que le Sedlitz Chanteaud, continué pendant un certain temps, aura pour effet de rendre les muscles plus fermes et presque inaccessibles à la fatigue.

ACTION DU SEL SUR LES NERFS

Le sel a une action toute aussi marquée sur les nerfs — même plus persistante — que le galvanisme. Le célèbre physiologiste du Collège de France — M. Claude Bernard — a démontré que, parmi les substances neutres, le sel ordinaire ou chlorure de sodium, a la propriété de déterminer la contraction dans des pattes de grenouille entièrement séparées du tronc, quand on plonge l'extrémité divisée du nerf dans une forte saumure. Cette contraction se continue pendant un temps fort long. Des muscles flasques et décolorés reprennent leur couleur et leur contractilité quand on les saupoudre de sel.

*
* *

Une autre expérience, non moins curieuse, consiste à ranimer des mouches, mortes en apparence, en les humectant de sel et en les laissant ensuite sécher au soleil. — Franklin avait déjà observé combien la vie se conserve longtemps chez ces insectes.

*
* *

Sans aller jusqu'à faire revivre des morts, le chlorure de sodium peut donner lieu à de nombreuses applications en médecine. Ainsi, c'est un moyen puissant de ranimer des noyés, quand toute étincelle de vie n'est pas éteinte.

*
* *

Le célèbre médecin Sthall recommandait aux vieillards de prendre, chaque matin, quelques grains de sel dans un verre d'eau. Il prétendait que cela prolongeait la vie.

ACTION DU SEL SUR LE CERVEAU ET LES ORGANES DES SENS

Le régime salin influe sur les fonctions sensorielles, en affermissant la substance du cerveau. Cet organe est comme les muscles : pour agir, il a besoin d'un certain degré de fermeté. Sur le cadavre des individus morts accidentellement, en pleine santé, le tissu cérébral est consistant ; au contraire, celui des individus qui ont succombé à une longue maladie, est mou et infiltré. Il doit en être de même dans les diverses conditions de la vie.

*
* *

Chez beaucoup de personnes le cerveau se fatigue facilement : c'est qu'il n'est pas assez consistant et s'engorge à la moindre contention d'esprit. Nous ne savons rien de l'action du cerveau sur l'intelligence ou le *moi*, mais il est permis de penser qu'il en est l'instrument, et qu'il transmet ses commandements aux nerfs, espèces de fils conducteurs de ce mystérieux appareil électro-psychologique.

*
**

Les organes des sens, surtout la vue et l'ouïe, sont rendus plus forts par le sel, à cause de la densité plus grande qu'il donne aux milieux réfringents. Ce qui est certain, c'est que les marins, qui sont saturés de sel, conservent, pendant longtemps, une vue excellente.

MALADIES QU'ON PEUT PRÉVENIR PAR LE RÉGIME DE L'EAU ET DU SEL

Qu'on se rassure : nous n'allons pas ici faire un cours de médecine. Ce serait pur pédantisme, puisque les lecteurs auxquels nous nous adressons ne nous comprendraient pas.

Nous examinerons les maladies seulement au

point de vue de la possibilité de les prévenir, car une fois qu'on les a laissées se développer, le plus prudent est de s'en remettre au médecin.

*
* *

Les causes des maladies sont en nous ou hors de nous. — Nous ne parlons pas des accidents qui ne sauraient être prévenus, parce qu'ils sont fortuits.

*
* *

Les causes internes des maladies proviennent du fonctionnement même de l'organisme; mais il est rare que nous n'en soyions pas prévenus par des signes que nous pouvons reconnaître, pour peu que nous fassions la moindre attention à nous-mêmes.

OBSTRUCTIONS

Quand le corps n'est pas libre, on ressent de la gêne abdominale, de la lourdeur de tête; on est incapable de travailler; quelquefois il existe une douleur cérébrale sourde ou céphalalgie ; on a de l'inappétence ; la langue est empâtée et garde, sur ses bords, l'empreinte des dents.

*
* *

Le remède s'indique de lui-même : rafraîchir le corps, en buvant de l'eau et en y ajoutant un peu de Sedlitz Chanteaud.

*
* *

Beaucoup de personnes s'habituent aux *pilules de santé*. On peut dire qu'à moins d'indications spéciales dont le médecin seul est juge, — les meilleures ne valent rien. D'abord, à cause de la sujétion à laquelle elles soumettent l'économie, ensuite parce qu'elles ne rafraîchissent pas, de sorte qu'il faut augmenter la dose au risque de provoquer une irritation ou inflammation d'intestin. Le retard des garde-robes provenant — le plus souvent — de la sécheresse du régime, il est évident que l'eau et le sel doivent le faire cesser. C'est ce que le chirurgien cité par Hufeland avait fini par comprendre, car — comme tous les hypocondres — il avait épuisé le formulaire de la pharmacie.

ÉTAT APOPLECTIQUE

L'état apoplectique s'annonce par le gonflement des vaisseaux, l'injection de la face, la tendance aux hémorragies passives, la somnolence, les vertiges, la lassitude générale. Ce sont les préludes de coups de sang. Ne négligeons pas ces avertissements.

*
* *

Aux personnes apoplectiques surtout, il faut le régime de l'eau et du sel.

MALADIES CATARRHALES

Beaucoup de maladies sont dues à ce que la peau et les reins ne sont pas assez actifs, soit à cause de la température ambiante, soit à cause du régime.

RHUMES

Ici se présentent, en premier lieu, les rhumes, que Beaumarchais reprochait aux médecins de ne pas savoir guérir — comme si les médecins étaient responsables du temps.

*
* *

La disposition à s'enrhumer peut être combattue en habituant le corps à l'air, en le lotionnant chaque matin à l'eau froide, mais surtout en favorisant la perspiration intestinale, de manière à laisser la peau tranquille, quand naturellement elle doit fonctionner moins.

*
* *

Forcer la perspiration en temps froid, c'est s'exposer à de brusques répercussions; c'est intervertir l'ordre naturel, qui veut que lorsque les pores se resserrent à la surface, ils s'ouvrent à l'intérieur.

*
* *

On obtiendra cet effet en buvant, chaque matin, deux ou trois verres d'eau fraîche, avec une cuillerée à café de Sedlitz Chanteaud.

*
* *

Si le rhume persiste, on continuera ce régime; mais, à la moindre fièvre avec symptômes d'irritation, on consultera le médecin.

*
* *

Sans être un de ces docteurs tant-pis dont parle Boileau :

Le rhume à leur aspect se change en pleurésie,

nous pensons qu'il n'y a pas à badiner avec des symptômes qui peuvent être les avant-coureurs de maladies graves.

*
* *

Que de pneumonies ou inflammations de poumon n'ont été, à l'origine, qu'un rhume ?

RHEUMATOSES

Après les rhumes viennent les *rheumatoses*, affections dues également au froid humide, mais plus tenaces, parce qu'elles s'attaquent à des tissus aussi denses que les muqueuses sont molles.

*
* *

Tous les organes peuvent en être atteints, puisque dans tous il existe du tissu fibreux.

*
* *

Les symptômes varient d'après les organes mêmes. Chacun d'eux a sa douleur propre, dont il est facile de s'apercevoir.

*
* *

Ici encore, c'est la brusque suppression de l'action de la peau qu'il faut accuser : de là, l'inconvénient de trop faire fonctionner ce tégument dans nos contrées froides et humides.

*
* *

Il suffit de tonifier la peau par des lotions fraîches, par des frictions sèches, en évitant soigneusement les transpirations forcées ou sudations. La diaphorèse est une opération délicate que le médecin seul peut diriger.

*
* *

On comprend les bains chauds et le massage

en Orient ; mais notre climat est trop inconstant
pour nous amollir le corps.

*
* *

S'astreindre à prendre, chaque matin, le Sedlitz ; bien se nourrir dans la journée ; ne se vêtir
ni trop chaudement ni trop légèrement ; se donner
beaucoup de mouvement, voilà les moyens les
plus certains d'échapper aux rheumatoses.

RHUMATISME GOUTTEUX

Il y a des rhumatismes qui tiennent à une disposition humorale, c'est-à-dire à la rétention
dans le sang de principes acides. Ils coïncident,
le plus souvent, avec un état goutteux. C'est aux
reins qu'il faut s'adresser pour obtenir l'élimination de ces principes.

*
* *

Le Sedlitz convient dans ce cas. Mais il faut tonifier l'économie par tous les moyens, car la pro-
duction d'acides est une preuve de faiblesse.

*
* *

On ne doit pas laisser le rhumatisme s'installer chez soi, car à toutes les sommations de déguerpir il répondrait :

> Cette auberge est à mon gré,
> M'y voici, j'y resterai.

GOUTTE

Il en est de même de la goutte — que ne connaissent pas les campagnards — n'est-ce pas indiquer le remède, c'est-à-dire, la vie au grand air, l'exercice actif, un régime sobre, mais substantiel ?

*
* *

La sobriété s'entend autant de la qualité que de la quantité des aliments.

Le citadin raffiné mange peu et est souvent très intempérant.

*
* *

La sobriété ne consiste pas non plus dans la grossièreté des mets ; toutefois, il ne faut pas que l'art culinaire soit pour l'estomac un entraîneur dangereux, mais plutôt un auxiliaire.

*
* *

La goutte étant due à une disposition humorale, il faut, chaque jour, éconduire avec politesse cette hôtesse incommode : en d'autres termes, se mettre au régime du Sedlitz.

*
* *

A différentes époques, on a cherché des remèdes contre la goutte ; le plus prudent est de n'en faire aucun, mais de rendre ces accès sans objet, en éliminant insensiblement ses principes.

*
* *

Le sang des goutteux — et ceci résulte autant de leur genre de vie, que d'une disposition innée — est trop riche en matériaux azotés, lesquels, étant incomplètement brûlés par suite de la vie inactive, se changent en acides, principalement en acide urique. La preuve en est que, dans la goutte dite calcaire, il se forme dans les articula-

tions et les gaînes des tendons des concrétions
d'urate de chaux.

*
* *

Il importe, chaque jour, de chasser à travers
le torrent circulatoire une quantité suffisante
d'eau, pour entraîner ces matériaux excrémentitiels par le crible des reins.

*
* *

Les pilules anti-goutteuses — dont on abuse
à la journée — sont des moyens violents par
lesquels on déplace l'irritation goutteuse sans en
détruire le principe. Or, rien de plus dangereux
que ces déplacements, parce qu'il peut en résulter des rétrocessions, des inflammations ou des
épanchements. Quoi de plus commun que l'hydro-
pisie de poitrine et du péricarde par suite d'une
goutte remontée?

*
* *

Les eaux minérales naturelles — acidules ou
alcalines, d'après la nature de la goutte — sont
utiles ; mais, indépendamment qu'il s'agit d'un

traitement, ces neutralisations ne sont efficaces que pour le moment, puisque le principe goutteux se reproduit sans cesse. Il est plus simple d'en provoquer journellement l'élimination.

*
* *

La goutte se fixe de préférence sur les articulations, parce qu'il s'y trouve plus de chaux pour saturer l'acide urique. Ce sont donc moins ses accès qui sont nécessaires, que son élimination insensible.

*
* *

Que les goutteux éprouvent des malaises ou des souffrances quand ils n'ont pas leurs accès habituels, cela prouve que le principe arthritique est arrivé à un degré de concentration tel, qu'il attaque les tissus internes, ne pouvant pas arriver à la surface. De là, le nom de goutte anomale.

*
* *

Les goutteux recourent alors aux stimulants, qui ne sont pas toujours sans danger. Ne vaut-il pas mieux éviter à la nature ces orages?

*
* *

Prétendre le contraire, serait dire que les para-tonnerres sont dangereux parce qu'ils font écouler la foudre dans le sol.

GRAVELLE. — CALCULS URINAIRES

Il y a d'autres infirmités que l'usage du Sedlitz Chanteaud prévient : nous voulons parler de la gravelle et des calculs urinaires.

*
* *

La nature chimique de ces concrétions est très variable, mais qu'importe si, par un lavage journalier, on peut les empêcher de se former ?

*
* *

L'art est admirable dans ses procédés, mais ce qui est préférable, c'est de pouvoir s'en passer. — La gloire de la chirurgie ne fait pas le bonheur de l'humanité. Et puis, l'opération ne détruit pas la disposition calculeuse; il faut donc toujours en arriver au système de la lessive, comme disait l'éminent chimiste Fourcroy.

FIÈVRES GRAVES OU TYPHOIDES

Il y a des principes morbides qui s'attaquent à la vie même et donnent lieu à l'adynamie ou à la putridité — espèce d'état cadavérique anticipé. — Nous n'avons pas à décrire ces maladies, que chacun connaît, sinon de fait, du moins de nom.

*
* *

L'agent chimique qui produit l'altération du sang, c'est le carbonate d'ammoniaque, sel que les reins ont pour office d'éliminer, mais qui s'accumule quelquefois dans le sang au point de le décomposer.

*
* *

Nous citerons ici une expérience concluante de M. Cl. Bernard. Ce physiologiste a fait périr des animaux dans une décomposition putride en détruisant les nerfs des reins, c'est-à-dire, en empêchant ces organes de fonctionner.

*
* *

Cette expérience démontre que chaque fois que

l'ammoniaque existe en excès dans le sang — et l'ammoniaque est lui-même le produit de la transformation du principe essentiel de l'urine : l'*urée* — le corps tombe dans un état d'alanguissement précurseur de la fièvre, qui a ainsi sa période d'incubation ; preuve que la maladie ne nous prend pas en traître.

*
* *

Il est évident que le moyen d'échapper à cette terrible affection, c'est un régime rafraîchissant; par conséquent, salin.

*
* *

La privation de sel fait tomber le corps dans une prostration générale. Voici ce que le professeur Bérard rapporte dans ses *Leçons de physiologie*. Des seigneurs russes, trouvant que la consommation de sel par leurs serfs coûtait fort cher, et pensant que ce condiment était inutile, cessèrent de leur en fournir. Les effets de cette mesure *anti-économique* ne tardèrent pas à se faire sentir, puisque les malheureux paysans furent frappés d'une fièvre de consomption, avec symptômes typhoïdes. Il s'ensuivit une grande diminution de travail, partant de revenu. Ce que voyant, et sur l'avis d'un médecin, les propriétaires se hâtèrent de rétablir la ration de sel et la maladie disparut.

MALADIES VIRULENTES

Certaines maladies se transmettent par des *virus* dont l'inoculation produit les mêmes symptômes que la maladie initiale. Tels sont, par exemple, le virus variolique et la variole.

*
* *

Qu'est-ce qu'un virus? Ici nous sommes obligés de nous arrêter devant le mystère de l'infiniment petit, ou de ce que Hahnemann nommait la *matière homœopathique*.

*
* *

Qu'est-ce, en effet, que la matière prise sur un bouton variolique ? Un germe, puisque son inoculation donne lieu à un bouton varioleux, comme la graine à la plante.

*
* *

Quelle est l'origine des virus? Ici encore, tout est mystère. Ce n'est pas un legs de nos premiers parents, puisqu'ils n'ont pas connu ces maladies. — Pour certaines d'entre elles, il ne faut pas remonter bien haut pour en constater l'apparition. Ainsi, quant à la petite vérole, les Grecs ni les Romains ne connurent de grêlés. — Est-ce parce qu'ils purent empêcher ces stigmates ? On ne saurait le croire, puisque plus une maladie virulente est rapprochée de son origine, plus elle est violente. Ce furent les Croisés qui rapportèrent la variole de l'Orient ; et dès cette époque elle fit d'épouvantables ravages, jusqu'à l'invention providentielle de Jenner.

*
* *

La variole, comme les autres maladies virulentes, est-elle un mal nécessaire ? Le prétendre ne serait pas un paradoxe ; ce serait un blasphème.

*
* *

L'explication la plus simple, c'est que les virus

sont des produits de fermentation, c'est-à-dire
d'un mouvement destructeur de la vie. Laissons
les faiseurs de théories se débattre, en prétendant: les uns, que ce sont des parasites végétaux;
les autres, des parasites animaux ; et cherchons
le moyen de nous opposer à ces révoltes de la
matière. Or, ce moyen, la plus simple ménagère
le connaît : c'est le sel. Il est constant que le sel
est l'antifermentatif par excellence. Si l'on n'est
pas sûr d'échapper par le régime salin aux
atteintes du mal, du moins ce dernier ne sera
pas si violent et il y aura moins de tendance à
l'adynamie ou à la putridité.

*
* *

Il est encore un fait certain : c'est que la plupart des maladies virulentes de la peau ou des
muqueuses sont originaires des contrées centrales
du globe où le sel est presque inconnu. « Sur les
bords du Niger et dans une grande partie de l'intérieur de l'Afrique, dit Alex. de Humbolt — le
sel est tellement rare, qu'on dit d'un homme
riche : « Il est si heureux qu'il mange du sel à
ses repas. » Les habitants de ces pays, presque
inhabitables, remplacent le sel culinaire par des
sels terreux et même des agents caustiques. On
comprend quel échauffement il doit en résulter.

*
* *

C'est ici le cas de répéter avec Pline : « L'espèce humaine ne peut vivre sans sel; c'est un élément nécessaire à son existence. Rien de plus utile au corps que le sel et le soleil. »

*
* *

Ces paroles sont loin du préjugé accrédité dans le public : que le sel échauffe, produit la fièvre, les calculs urinaires, etc. etc.

FIÈVRES MIASMATIQUES. — ENDÉMIQUES — ÉPIDÉMIQUES

Quand nous voyons une maladie s'étendre à tout un pays, ou bien passer d'une contrée à une autre, sautant, comme d'un bond, les montagnes et les fleuves, faisant quelquefois d'énormes ravages et disparaissant ensuite tout d'un coup, sans que rien explique cette disparition, nous devons dire qu'il y a là une cause générale : un *miasme*.

*
* *

Nous citerons deux exemples d'autant plus frappants que nous les avons sous les yeux : les fièvres intermittentes paludéennes et le choléra asiatique.

*
* *

Qu'il y ait dans les fièvres intermittentes un *miasme*, tout le démontre. L'odeur de marais prend à la gorge, donne le frisson ; et il faut des excitants énergiques pour s'y soustraire.

*
* *

Chimiquement, nous constatons dans l'air et l'eau des marais des gaz délétères, incompatibles avec la vie ; et le microscope nous fait découvrir, dans le sol, les débris d'innombrables végétaux et animaux dont tout l'humus semble composé.

*
* *

On dirait, en voyant la fécondité de ces campagnes, la vie entée sur la mort.

*
* *

Le miasme, c'est donc la quintescence de tous les produits de décomposition. Il ne s'inocule point; voilà la différence entre lui et le *virus*, entre une maladie contagieuse et une maladie infectieuse. L'air est infecté ; et tous ceux qui le respirent sont menacés de prendre la même affection.

*
* *

Il est permis de croire que le choléra indien — à en juger par le lieu de provenance : le Delta du Gange, où il règne endémiquement — est dû également à un miasme, et il faut espérer que nous en trouverons un jour l'antidote. A l'origine, les fièvres intermittentes n'étaient pas coupées par le quinquina ; il a fallu que le miasme fut atténué par la culture du sol et que l'art mît à notre disposition la quinine, pour en venir à bout.

*
* *

En attendant, la nature nous a donné comme antifermentatif, le sel. En effet, c'est un fait avéré que le sel préserve des maladies d'impaludation. Nous avons cité l'exemple des animaux ; d'autres faits prouvent que le manque de sel produit chez l'homme des maladies ayant de l'analogie avec le scorbut, affection propre aux contrées paludéennes. Nous citerons le fait suivant, rapporté par M. Barral, dans son remarquable ouvrage : *Statistique chimique des animaux. Paris*, 1850.

*
* *

Vers la fin du siècle dernier, une mauvaise récolte, jointe à une crise commerciale, avait réduit à la plus profonde misère toute la population du Cercle des mines d'Erzgebirg, en Saxe. La situation était telle, que la majorité des habitants en était réduite à manger des pommes de terre, sans huile de lin — qui constitue encore l'assaisonnement ordinaire de cet aliment — et même sans sel, lequel, à cette époque, était fort cher, par suite du monopole de l'État. Une maladie terrible, analogue au scorbut, ne tarda pas à se manifester et fit des progrès si rapides dans les classes nécessiteuses, qu'elle attira l'attention du gouvernement et provoqua de sa part une enquête par des hommes spéciaux. Dès l'abord, on constata un fait singulier : c'est que les mineurs (fort nombreux dans la contrée), quoique réduits à la même misère que les autres ouvriers, étaient restés, eux et leurs familles, complètement exempts de la maladie. Or, l'alimentation de ces hommes ne se distinguait qu'en un seul point de celle du reste des travailleurs : c'est qu'appartenant tous à l'État, ils en recevaient gratis, ou à peu près, une certaine quantité de sel, très suffisante pour leur entretien. On essaya l'emploi du sel et des aliments salés comme moyen curatif. Une ordonnance du gouvernement intervint alors, qui réduisit considérablement le prix du sel et le mit à la portée du plus pauvre. La maladie cessa comme par enchantement et n'a plus reparu depuis.

*
* *

M. Barral, à l'occasion de ce fait, se livre à des réflexions qui s'appliquent, jusqu'à un certain point, à nos populations pauvres. « Les pommes de terre ne contenant souvent que des traces de ce chlorure de sodium, on s'explique parfaitement les désordres que la privation de sel, dans un système d'alimentation basé presque uniquement sur ces tubercules, a dû entraîner dans l'organisme des populations placées dans d'aussi détestables conditions que celle de l'Erzgebirg. Elles ne trouvent plus dans leur nourriture quotidienne le *minimum* de sel (un demi-gramme

environ) nécessaire à la ration d'un homme
soumis à un régime varié. Ce *minimum* placé
providentiellement dans la plupart des substances
dont l'homme fait sa nourriture habituelle — la
viande, les fruits, les légumes, les boissons —
démontre, *ipso facto*, la nécessité absolue de ne
jamais exposer l'homme à ne pas avoir même ce
qui existe, à son insu, dans presque toutes les
substances dont il peut se nourrir, afin de pour-
voir à sa conservation, alors que son industrie et
son instinct intelligent sont assez détournés de
leur voie naturelle pour le mettre en danger de
dépérir. »

*
* *

La fadeur de tempérament de nos populations ouvrières les a livrées sans défense aux
attaques du choléra. Aussi, c'est parmi elles que
la maladie a fait le plus de victimes. Dans les
classes aisées, les individus atteints ont été l'exception. Il est vrai que ce n'est pas seulement
par son régime trop peu substantiel et trop fade,
que l'ouvrier prête le flanc au fléau indien, mais
par sa manière défectueuse de vivre, sa malpro-
preté, son intempérance, le mauvais état de ses
habitations.

*
* *

Parmi ces causes prédisposantes, faisons la part de celles qui lui incombent, et de celles que nous devons nous mettre sur la conscience. Ce n'est pas sans doute la faute de l'ouvrier si sa demeure est malsaine, ses quartiers boueux ; si la spéculation prélève sur lui un impôt usuraire pour le loger à peine comme un animal, et le nourrir d'aliments la plupart du temps frelatés.

*
* *

En attendant que cet état de choses change, il faut faire comprendre à tout le monde que l'usage du sel est un excellent correctif des maladies infectieuses, et qu'on ne doit pas écouter le préjugé que le sel produit ces maladies plutôt que de les prévenir.

*
* *

Que n'a-t-on pas dit du scorbut ?

Ce seraient les salaisons qui le produiraient à bord des navires ; mais on n'a pas tenu compte de l'ensemble des conditions dans lesquelles vivent les équipages — ou plutôt vivaient, car l'hygiène navale a été considérablement améliorée, et le nombre des maladies scorbutiques réduit.

*
* *

Ces maladies étaient fréquentes parce que les vivres et l'eau étaient de mauvaise qualité et souvent gâtés ; parce que les entreponts étaient mal ventilés ; que les matelots étaient mal vêtus ; surtout, parce qu'ils commettaient des excès en boissons alcooliques. Ce sont là les conditions de beaucoup de nos ouvriers.

*
* *

Dans toutes les épidémies de choléra que nous avons traversées, nous avons constamment conseillé et employé pour nous-même la poudre rafraîchissante et nous nous en sommes bien trouvé dans nos communications journalières avec les malades.

*
* *

Il est vrai que les idées médicales se sont modifiées. Dans les premières épidémies on administrait les narcotiques ; dans ces derniers temps

on a donné les évacuants, d'après cette idée
logique, qu'il ne faut pas enfermer le loup dans
la bergerie.

*
* *

On nous pardonnera cette digression ; l'apparition du choléra asiatique dans nos contrées
a été le fait capital de notre siècle, celui qui —
après les guerres — prouve combien nous avons
d'améliorations à introduire dans notre système
social. Car les épidémies sont — avant tout — une
question sociale, puisque nous voyons les classes
pauvres succomber et les classes aisées en être,
en quelque sorte, indemnes.

*
* *

Nous devons remplir notre devoir ; et au lieu
de récriminer contre les ouvriers, leur intempérance, leur ingratitude, tâcher de les introduire
dans la vie régulière où nous trouvons notre
propre sécurité et notre bonheur.

*
* *

Nous ne sommes pas pessismite et sommes loin

de croire que les excès des époques antérieures reviendront. Grâce au ciel, nous avons dans la classe ouvrière elle-même de nombreux auxiliaires : ceux qui comprennent les bienfaits de l'instruction et qui savent en profiter. De cette manière, nos rangs grossissent chaque jour et plus que jamais le mot de l'abbé Siéyès est vrai : Qu'est-ce que le Tiers-État ? Rien. Que peut-il ? Tout.

MALADIES TUBERCULEUSES

Il nous reste à parler d'une triste maladie, dont les progrès vont chaque jour augmentant, comme un défi jeté à la civilisation, car les classes élevées ne sont pas plus épargnées que les classes pauvres.

*
* *

Nous voulons parler de la tuberculose pulmonaire.

*
* *

Hâtons-nous de jeter un voile sur sa lamentable symptomatologie, pour dire que la phtisie pulmonaire peut être prévenue par un bon régime.

*
* *

Un médecin qui s'est spécialement occupé de cette maladie, M. Amédé Latour, rapporte le fait suivant : « Par une belle matinée du mois de mai 1837, appelé auprès d'un malade à Neuilly, je suivais pédestrement la belle avenue qui conduit à cette charmante petite ville. Vers le milieu de la route — non loin de la porte Maillot — un spectacle singulier fixa ma curiosité. Une immense carriole toute remplie de singes, était là arrêtée, et le conducteur, profitant d'un lieu et d'un soleil favorables, faisait prendre le repas du matin à ses nombreux pensionnaires. C'était une troupe de singes funambules et acrobates, que tout Paris a vus se livrant sur les places publiques aux exercices les plus divertissants. La vue de leur déjeuner était un spectacle fort amusant, et je ne pus résister au plaisir de m'y arrêter quelques instants. — Comment, demandai-je au cornac, faites-vous pour conserver vos singes? Ils meurent presque tous au bout de peu de temps, et vos pertes doivent être très grandes. — « Non, Monsieur, car je connais un moyen de les guérir aussitôt qu'ils sont malades. » — Cette réponse excita ma curiosité, car je savais que c'est par la tuberculose pulmonaire que succombent presque tous les singes de nos ménageries. — Et ce moyen quel est-il ? — « Vous l'allez voir. Voici le doyen de la troupe ; il est avec moi depuis cinq ans et vous voyez qu'il ne s'en porte pas plus mal. En voici un tout jeune qui tousse depuis quelques jours ; je vais lui donner son déjeuner. »

Prenant alors une carotte, il la coupa par le milieu, en trempa les deux moitiés dans une petite tasse remplie d'un liquide incolore, en donna une au singe, qui la mangea avec empressement.

— Qu'est-ce que ce liquide ? — « C'est le remède contre la toux des singes, qui m'a été donné par le capitaine au long cours à qui j'achète mes singes au Havre. C'est de l'eau fortement salée. Aussitôt qu'un de mes singes tousse, je trempe ses aliments dans ce liquide et ce moyen m'a toujours réussi. »

J'examinai avec soin le liquide, je le dégustai, et ne pus y reconnaître autre chose qu'une forte solution de sel marin. Le cornac m'affirma énergiquement qu'en effet ce n'était que cela.

*
* *

Ne pensons pas qu'il y ait dans le sel quelque chose de spécifique contre la phtisie pulmonaire ; en un mot, que ce soit un remède. C'est un agent

diététique ou hygiénique, comme l'huile de poisson. Cette dernière s'adresse au foyer respiratoire,
en tant qu'aliment gras ; le sel, au contraire, agit
sur la digestion et le sang, dont il favorise l'éla-
boration plastique. Les deux moyens tendent
donc à faire un sang plus riche.

*
* *

La phtisie pulmonaire est le produit d'une
mauvaise nutrition ; les matériaux non azotés ne
sont pas élaborés et tendent à produire les tubercules. C'est donc une grande erreur de nourrir
les phtisiques de fécules, sous prétexte qu'elles
adoucissent. C'est une erreur plus grande encore
de les siroter. Il leur faut, au contraire, une alimentation analeptique ou restaurante. Or, il n'y
a pas de restauration sans sel. Aussi les médecins
les plus recommandables ont-ils préconisé l'emploi
du sel dans cette grave maladie.

*
* *

On ne saurait arguer contre le fait cité par
M. Amédé Latour, que la phtisie pulmonaire est
un mal qui puise sa source dans les causes morales. Les phtisiques, par un bienfait de la Providence, ignorent leur mal. Les forces physiques

s'éteignent insensiblement, sans souffrance notable ; le moral conserve sa sérénité et, jusqu'à la fin, ils font des projets d'avenir.

*
* *

Ce n'est pas comme dans les maladies abdominales : ici l'individu se sent attaqué dans son moral ; les viscères renvoyent au cerveau des sensations douloureuses. Le malade est triste, morose, désespère de sa guérison, et souvent veut en finir tout d'un coup avec sa triste existence.

DU SEDLITZ CHANTEAUD ET DE LA POUDRE RAFRAICHISSANTE

Nous reproduisons ici un système de rafraîchissement dont une expérience de près de quarante années nous a permis de constater l'efficacité.

C'est dire que nous le prenons sous notre garantie personnelle.

*
* *

En fait d'*art de prolonger la vie*, il ne faut pas se borner à de simples vues théoriques ; il faut indiquer le moyen pratique. C'est ce que nous avons fait, en ne sortant pas des bornes de la diététique, c'est-à-dire du régime naturel.

*
* *

Il nous a paru que ce serait chose utile pour le public de mettre à sa disposition une préparation présentant, sous une forme condensée, un sel tonique et rafraîchissant.

*
* *

Nous voulons parler du sulfate neutre de magnésie, que deux formes ont vulgarisé : l'une en poudre impalpable, l'autre granulée, par conséquent, d'un usage facile et à la portée de toutes les bourses.

*
* *

Ces deux préparations, l'une principalement usitée en France (sedlitz), l'autre en Belgique (poudre), sont à base de sulfate de magnésie. On sait que ce sel, connu généralement sous le nom de *sel anglais*, existe en grande quantité dans l'eau de mer, d'où on le retire par évaporation. On le

trouve également dans les eaux minérales salines
(Voir notre opuscule : *Les Eaux minérales et
les Bains de mer*).

Ce sel est à la fois tonique et rafraîchissant ;
il détermine ou plutôt facilite les exonérations
journalières et prévient aussi toutes les maladies
d'échauffement.

MANIÈRE DE FAIRE USAGE DE LA POUDRE SALINE RAFRAICHISSANTE ET DU SEDLITZ CHANTEAUD

Il convient de faire la préparation le soir, au
moment de se coucher. On en dissoudra à peu
près la valeur d'une cuillerée à café dans un demi-
verre d'eau fraîche. — Cette quantité n'a du reste
rien d'absolu : elle dépendra des constitutions,
de la manière dont s'est passée la journée —
qu'on a *usé* ou *abusé* — du degré d'échauffement, etc. Chacun doit connaître son tempérament et se faire sa mesure — soit rase, soit
comble.

*
* *

Le verre ainsi préparé, on le placera sur un
guéridon, à quelque distance du lit, et on a soin
d'avoir, à côté, une carafe d'eau fraîche, ou mieux

un rafraîchissoir ou alcaraz, afin que l'eau
se conserve pure la nuit, — car il ne faut pas
perdre de vue que, dans nos chambres à coucher,
l'air nocturne est toujours vicié. On pourrait dire
que ce sont des boîtes à miasmes dans lesquelles
nous nous confinons.

*
* *

L'animal hybernant prend plus de précautions,
puisqu'avant de s'engourdir, il a soin de choisir
une place où l'air puisse arriver.

*
* *

Nous insistons sur ce que le verre soit placé à
une certaine distance du lit et voici pourquoi.
C'est afin de nous forcer à rompre avec le
deuxième sommeil, ce lourd cauchemar qui nous
tient comme rivés au lit et dont nous sortons
tout alourdis.

Les anciens avaient imaginé les *pavots de
Morphée*. On peut dire que c'est de la poésie
entée sur la prose la plus prosaïque.

*
* *

On se lèvera donc résolument et on ira boire

son demi-verre d'eau, après quoi, on prendra un verre d'eau fraîche.

Si c'est encore trop bonne heure, rien n'empêchera de se recoucher quelques instants. — C'est ce que nous nommerons le moment du recueillement; l'arrangement de sa journée.

*
* *

Quand l'heure de se lever sera venue, qu'on le fasse sans hésitation, comme il convient à des hommes et aussi à des femmes. Laissons dormir les enfants; mais nous, qu'avons-nous besoin de tant abréger notre existence ?

On parle de sept heures de sommeil : cela dépend évidemment du besoin.

*
* *

Le premier soin, une fois debout, est de laisser arriver l'air pur. On commencera alors l'opération que les Anglais nomment le *sponge bath,* c'est-à-dire qu'on s'épongera avec de l'eau fraîche. La première fois, cela paraîtra désagréable, mais on finira bientôt par en éprouver un véritable bien-être.

*
* *

Pendant qu'on procèdera aux soins de la toilette, on prendra un deuxième et même un troisième verre d'eau fraîche, si c'est nécessaire.

C'est le lavage interne à côté du lavage externe.

*
* *

Il sera bon de faire quelques pas dans la chambre; l'École de Salerne en prescrivait mille — en long ou en large. — On peut se contenter de moins. Les pères Salernitains ne prêchaient pas toujours l'exemple.

*
* *

La journée ainsi commencée vaillamment, on peut affirmer qu'elle sera bonne. En tout cas, on se sera cuirassé contre ses incidents ou ses péripéties.

VII

LES CLIMATS

Si l'homme peut vivre sur tous les points habitables du globe — tandis que les races animales dégénèrent ou périssent quand elles ne sont pas dans leur milieu natal — cela tient à son intelligence des règles de l'hygiène et de la saine thérapeutique, — quand toutefois il sait s'y soumettre. Il n'est donc pas exact de dire que des pays aujourd'hui colonisés reviendront à leur état primitif. Par exemple, que l'Amérique appartiendra de nouveau aux Astèques et aux Peaux-Rouges. Ces races sont disparues ou disparaîtront bientôt entièrement parce qu'elles n'ont pas su se civiliser.

*
* *

L'homme n'est pas né pour la vie sauvage. En vain a-t-on voulu une sorte de sélection animale, il est et restera toujours homme, c'est-à-dire le roi de la création.

Os homini sublime dedit, cœlumque tueri,
Jussit et erectos ad sidera tollere vultus.

On a prétendu qu'une immigration trop rapide ne peut constituer une colonisation durable et prospère que si elle a lieu sur la même bande isotherme et même un peu au nord (Bertillon). Cela n'est pas rigoureusement exact, puisque la constitution de l'homme se modifie d'après son genre de vie. Il doit donc vivre selon les climats où il se trouve. Et encore cela dépendra-t-il des moyens médicaux qu'il emploiera — ainsi que nous le dirons plus loin.

*
* *

Les populations se déplacent, plus facilement et avec moins de danger, au nord qu'au midi parce que, au nord, elles sont plus vigoureuses, plus sanguines, tandis qu'au midi elles sont anémiques.

Les nègres qu'on transporte au nord supportent facilement le froid, parce que celui-ci est tonique — à moins d'être extrême.

Et sous ce rapport nous dirons qu'il y aurait avantage à mélanger les fils de Cham et de Sem — au lieu de les pousser à s'entre-détruire.

Dernièrement, nous trouvant à Paris, nous

sommes allé au Jardin d'acclimatation voir les Galibis ou Caraïbes qu'on y exhibait comme des bêtes curieuses ; et nous nous sommes demandé qui étaient les sauvages : d'eux si fiers, si dignes, ou de nous, si badauds ?

Les Zingaris, les Gypsies, les Bohêmes sont un autre exemple de cosmopolitisme, puisqu'ils s'acclimatent partout, même sous le ciel le plus rigoureux.

*
* *

Pour expliquer la distribution des races humaines sur le globe, il faut tenir compte des modifications que celui-ci a subies dans sa couche corticale.

Ainsi, dans le bassin de la Méditerranée, ce qui est mer aujourd'hui a été terre ; et, par de brusques soulèvements, les profondeurs sont devenues des îles ou des continents, et les hauteurs, des mers. Des peuplades autrefois stables, sont devenues nomades, c'est-à-dire les Bédouins du désert.

La science s'applique aujourd'hui à couper les isthmes et à rétablir les mers intérieures.

Cela vaut mieux que chercher à assujettir ces

peuplades en leur imposant nos mœurs, souvent
dépravées.

*
* *

Le grand danger des pays incultes ce sont les
miasmes, c'est-à-dire les émanations délétères du
sol. Or, ces émanations disparaissent par la culture.

Ainsi les terrains d'alluvion des bouches de
l'Escaut, ou ce qu'on nomme les *polders*, étaient
des marais inhabitables à cause des fièvres intermittentes. Depuis que ces terrains ont été endi-
gués et assainis par la culture, ce sont de riches
guérets, et les fièvres intermittentes y ont presque
disparu. Les populations — les femmes surtout
— y sont fort belles, et malgré une certaine consanguinité qui devrait les affaiblir, elles restent
fortes.

Il en est de même du sol qui, depuis plus d'un
demi-siècle, se passe d'engrais.

LA COLONISATION

On voit donc que la première condition de colonisation, c'est l'agriculture. Si l'Amérique du
Nord ne recevait que des citadins pour colons, il

y a longtemps qu'elle aurait disparu du rang des
pays civilisés ; et c'est pour le coup que les
Peaux-Rouges y auraient repris leurs droits.

Si les Espagnols se sont acclimatés à Cuba,
c'est parce qu'ils ont eu le bon esprit d'y introduire la culture du sol, — il est vrai, en faisant
travailler les insulaires sous le fouet du comman-
deur. Mais cet état de choses tend à disparaître et
bientôt ces beaux pays auront conquis leur auto-
nomie, grâce aux hommes de couleur.

Le préjugé cèdera devant la nécessité.

*
* *

Depuis l'abolition de l'esclavage dans les îles
anglaises — nous dit E. Reclus — la population
nègre est en voie d'accroissement.

Les Antilles françaises sont le théâtre de véri-
tables expériences qu'on aurait tort de tourner
contre la population noire. Le nègre y a été traîné
de force ; il y a vécu comme esclave jusque dans
ces dernières années. Comme les fils subissaient
la condition des parents, il est à peu près certain
qu'au bout d'un temps donné la multiplication
locale des noirs aurait suffi à tous les besoins de
l'agriculture et de l'industrie ; mais leur race s'est
abâtardie sous les mauvais traitements, plus mo-
ralement que physiquement.

Qu'on revienne donc à des sentiments plus humains, et bientôt on verra la grande famille de Noé se reconstituer.

En fait de colonisation, nous devons prendre les Romains pour exemple ; ainsi ils n'ont jamais cherché à se mettre en lutte avec la nature.

On ne les a pas vus s'enfoncer dans le centre de l'Afrique ou s'engager au milieu des glaces du pôle ; ils ont pris, comme on dit, le dessus du panier.

Ainsi ils ont colonisé tout le nord de l'Afrique et en ont fait leur grenier d'abondance ; mais ils se sont arrêtés là.

Il y aurait lieu de suivre leur exemple (1).

LES ZONES D'ACCLIMATEMENT

Les fièvres palustres étant le grand danger de l'acclimatement, il faut chercher à en déterminer les zones. C'est ce que nous allons faire en prenant pour guide le docteur Boudin, qui a longtemps pratiqué en Afrique.

(1) Depuis que nous avons écrit ces lignes, des explorations scientifiques ont été faites dans l'intérieur du continent noir, qui prouvent que des établissements agricoles pourraient s'y fonder mais non une véritable colonisation, comme dans les États-Unis d'Amérique (Voir notre opuscule : *Hygiène des Pays Torrides*. Paris, chez G. Carré, rue Saint-André-des-Arts, 58).

Au nord de l'équateur ces fièvres s'étendent jusqu'à la région qui borne la ligne isotherme de 9° centigrades, correspondant pour l'Europe occidentale au 59e degré de latitude.

Au sud de l'équateur, elles ne dépassent que rarement le tropique (23° à 38° c.) et s'arrêtent souvent en deçà.

Dans l'Amérique méridionale, au Cap, en Mélanésie, en Australie, plus encore que chez nous, de vastes espaces se couvrent d'eaux croupissantes et se dessèchent aux rayons d'un soleil brûlant.

Au nord de l'équateur, en France même, un pareil état de choses engendre les fièvres les plus graves. La Charente-Inférieure et les environs du port de Rochefort étaient naguère presque aussi redoutables que les maregots du Sénégal; mais il faut dire que le sol a été assaini par la culture.

Ainsi les fièvres paludéennes sont presque deux cents fois plus fréquentes au nord qu'au sud de l'équateur.

Ajoutons qu'elles sont, en outre, infiniment plus graves.

On sait combien sont dangereuses les fièvres des Marais-Pontins, vu l'absence de culture. Nous suivrons ici M. le docteur Guislain dans ses *Lettres médicales sur l'Italie*.

« Les vapeurs fournies par le sol bas et humide de Rome, celles que donnent, à la fois, la Méditerranée et l'Adriatique, s'amoncèlent dans le vaste bassin dont Rome est le versant. C'est derrière les montagnes d'Albano, de Veletri, qui vues de loin sont si bleues, si pittoresques, que se déploie, au sud, un foyer d'infection bien plus redoutable, bien plus affreux que la Campagne romaine.

A Torre de Treponti commencent, à une dizaine de lieues de Rome, les Marais-Pontins, si célèbres dans l'histoire médicale, et qui finissent à Terracine.

La route de Naples, la *Linea Pinea*, l'ancienne voie Appienne, traverse ces marais sur une étendue de quarante kilomètres environ.

Cette voie, large et droite, bordée d'arbres touffus, a de chaque côté un canal d'irrigation chariant des eaux noirâtres, bourbeuses, dont le cours est rapide.

Ce sont des confluents d'eaux stagnantes, coulant à travers des mares, des terrains sinueux, paludeux, couverts sur plusieurs points d'une verdure épaisse.

*
* *

Du côté de la mer sont des lagunes considérables. Des bandes de buffles (originaires d'Asie) noirs, trapus, au regard menaçant, vivent dans ces marais.

On les voit, la plupart du temps, dans l'eau bourbeuse jusqu'au ventre, même jusqu'à la tête. Ces animaux se sont acclimatés à ce milieu à cause de leur origine et de leur forte organisation.

Les eaux qui descendent des montagnes n'ont pas de chute dans la vallée ; et c'est pour cela qu'elles y restent stagnantes.

Les montagnes, derrière lesquelles vit une population à demi-sauvage, sont dépendantes des Abruzzes, rochers blancs, élevés, stériles, distants de quelques lieues de la route des Marais-Pontins.

La grande masse des eaux se dirige en serpentant vers la mer, distante à dix kilomètres seulement, sur les points les plus rapprochés. Sur toute la route on ne voit point d'habitation, si ce n'est de chétives cabanes, rares, ainsi que les relais de la poste. Parfois on trouve sur son passage quelque créature humaine, dont l'effroyable aspect, le visage hâve, le corps amaigri, annoncent un délabrement total de l'organisme, une extinction presque complète de la vie.

Les postes militaires qui stationnent aux deux

extrémités de la route pour protéger les voyageurs contre les attaques des brigands qui infestent toujours ces endroits, souffrent cruellement de l'influence pestilentielle de ces lieux. Les voiturins mêmes qui les fréquentent régulièrement, portent dans leurs traits les marques d'une santé altérée (1).

C'est en été surtout que le poison marécageux est dangereux. Alors le soleil semble opérer dans les terres vaseuses une décomposition funeste; la chaleur porte cet agent à l'état de gaz qui se mêle à l'air, mais qui ne paraît point s'élever dans les hautes régions de l'atmosphère, ce qui le fait considérer comme étant plus ou moins épais. »

Ce qu'on nommait autrefois des *miasmes*, ce sont des molécules vivantes dont les anciens philosophes avaient déjà soupçonné l'existence sous le nom de *monades*.

Il y a plus de trente ans que le docteur américain Salisbury a constaté dans l'air des marais qui se trouvent aux pieds des monts Aleghanys l'existence de corpuscules qu'il soupçonna être la cause de la fièvre de ces contrées. Afin de s'assurer qu'il y avait là un rapport de cause à effet,

---

(1) Les chemins de fer ont remédié à cet état de choses, mais non pour ceux qui parcourent l'intérieur du pays. B.

il fit remplir de cette terre marécageuse de grandes caisses en fer-blanc, qui furent hermétiquement soudées et transportées ensuite dans la montagne à la hauteur où la fièvre des marais ne règne point. Ces caisses furent ouvertes dans une chambre où l'on avait fait coucher deux individus sains, après qu'on eut eu soin de fermer toutes les ouvertures. Le lendemain, ces individus se levèrent avec la fièvre ; et le docteur Salisbury constata dans leurs déjections les mêmes organismes que ceux de l'air de la chambre et qui s'y étaient répandus de la terre contenue dans les caisses.

*
* *

Dans les contrées marécageuses il suffit de traverser les buées du sol pour être pris de fièvre intermittente souvent fort rebelle. Nous en avons fait l'expérience sur nous-même dans un voyage dans les polders de la Zélande, en voiture découverte.

*
* *

Le docteur Guislain décrit de la manière suivante le brouillard marécageux des Marais-Pontins.

« A l'aube du jour, il annonce sa présence ainsi que le soir, par une vapeur blanche, épaisse, couvrant partout les terrains marécageux. A mesure que le soleil échauffe la terre, ces vapeurs se volatilisent. Il ne paraît pas qu'ils se déplacent et s'étendent à de grandes distances ».

« C'est à Terracine que les marais se terminent; et à Fondi, à trois lieues de là, le règne des maladies paludeuses finit. Vers Rome, les effluves miasmatiques sont arrêtées par les hauteurs de Veletri, Guizano, Albano, qu'elles ne semblent franchir que dans des circonstances exceptionnelles, lorsque le vent est violent et souffle sud, sud-est surtout. »

« C'est le *sirocco* redouté de toutes les populations italiennes et qui ne se fait sentir que pendant deux ou trois jours consécutifs. C'est un vent venant directement de l'Afrique et qui porte sur l'Italie l'air chaud et brûlé de ce pays, où il règne pendant cinq mois de l'année.

« Le vent sud-est souffle dans la direction des Marais-Pontins ; et c'est lui qui répand au loin les émanations marécageuses, de sorte que momentanément il fait cesser la fièvre. Mais il produit sur la constitution des effets extraordinaires : il jette le corps dans un abattement extrême ; il semble paralyser tous les membres ; de là encore sa dénomination de « plomb » (plombeus). Il est prouvé que ce vent, lorsqu'il dure, est l'avant-coureur de maladies graves ; et c'est à Rome qu'il exerce surtout ses pernicieux effets, quoi-qu'il fasse sentir son influence dans le nord même de l'Italie, surtout sur le littoral de l'Adria-tique ».

L'opinion générale est qu'il vicie l'atmosphère ; de là encore le nom de *Malaria, Area-cativa*, qui s'entend aussi des émanations des Marais-Pontins et de la Campagne romaine. Des nota-bilités scientifiques pensent que, pendant que règne ce vent, les émanations des Marais-Pontins s'élèvent dans l'air, franchissent les montagnes d'Albano et viennent s'étendre sur toute la Cam-pagne romaine. Doni et Lanati admettent cette manière de voir, avec quelques restrictions, il est vrai. Ils démontrent que ce passage est surtout facile du côté de la mer ».

C'est ce que Pline l'Ancien avait déjà reconnu de son temps — on sait que c'était un grand observateur ; il périt dans un accès d'asthme en voulant voir de près la catastrophe de Pompéi. Il n'est donc pas vrai qu'il fut englouti dans le cratère du Vésuve.

*
* *

« Lanati parle d'une épidémie de fièvre maligne qui sévit à Rome et qu'il attribue à l'influence de l'air malsain apporté par les vents du sud-sud-est, qui avaient régné en Italie pendant quatre mois.

« Sur les hauteurs d'Albano, séparant la Campagne romaine des Marais-Pontins, on est plus ou moins à l'abri de l'influence désastreuse de la *malaria*. Toute la population, sur ces hauteurs, jouit d'une santé robuste.

« A Albano, à Guizano surtout, la beauté des teints frappe les moins attentifs. C'est là qu'on va chercher les filles-nourrices. C'est là que se retirent dans la saison d'été les familles opulentes de Rome. C'est là, à Castel-Gondolfo, que les papes ont leur château.

« Rien n'est plus curieux, en Italie, rien n'est en même temps plus propre à démontrer la nécessité de l'étude des lieux, que les changements qui surviennent dans la constitution physique et morale des habitants, suivant les conditions hygiéniques dans lesquelles ils se trouvent.

« Indépendamment de ce que Albano et les environs, Frascati et d'autres endroits nous offrent d'intéressant sous ce rapport, les limites qui séparent, au nord, la Campagne romaine de la Romagne et de la Toscane fournissent des sujets d'observation fort intéressants.

« Là on se croit devant une nouvelle nature, devant une nouvelle race d'hommes. La baguette enchantée ne causerait ni plus d'admiration, ni plus de surprise.

« Les champs sont sillonnés par des ruisseaux d'irrigation, on ne voit que des fruits brillants, des plantations de vignes et d'oliviers arrangés comme des parterres. A chaque pas il se présente des chaumières, des fermes bien entretenues. Partout on rencontre l'expression de la vie ; et une population saine, belle, vive ; un sang vermeil qui injecte une peau basanée, brûlée par le soleil.

« Ce ne sont plus là les teints blêmes, les lèvres pâles, les visages tristes, hâves des habitants de la Campagne romaine, les figures affreuses des Marais-Pontins ; c'est, nous aimons à le répéter, toute une autre variété d'hommes, peut-être la plus belle du monde actuel. »

*
* *

Cela prouve combien est grande l'influence de

la culture du sol et que c'est là la véritable
science à laquelle il faut pousser ; car elle comprend toutes les autres : la chimie, la physique, la
botanique, la physiologie ; et elle a pour but de
rendre l'homme meilleur physiquement et mora-
lement. Les anciens l'avaient compris quand ils
divinisèrent l'agriculture sous le nom de Cérès,
et peuplèrent les champs de nymphes et de naïa-
des, c'est-à-dire un bon système d'irrigation.

*
* *

Si les Romains sont parvenus à étendre partout leur puissance, c'est qu'avec le glaive ils
apportaient la charrue. Leurs généraux étaient en
même temps agronomes, témoin Caton l'Ancien
qui écrivit sur l'agriculture un livre encore con-
sulté actuellement avec fruit.

*
* *

Le docteur Guislain nous donne la contre-
partie de ce tableau enchanteur.

« Chose étonnante (désolante serait le mot),
dans ces lieux mêmes où aujourd'hui il se dégage
tant d'éléments pestilentiels, se trouvaient autrefois de superbes habitations et des routes sur

lesquelles s'agitait une population nombreuse.

« On se refuse à croire qu'une ville comme
Rome, qui comptait plus de deux millions d'habitants, se serait trouvée isolée comme elle l'est
aujourd'hui. Il y avait dans les Marais-Pontins
un canal qui conduisait à Brindes (Brindisium),
ville célèbre, où mourut, dit-on, Virgile.

« Les peuples qui ont habité primitivement ces
lieux, les Rutules et les Volsques, constituaient
des hommes forts et vigoureux. Pline établit, sur
le témoignage d'un ancien écrivain, que vingt-
trois beaux villages occupaient·les terres actuelles
des Marais-Pontins.

« Il en est de même de la Campagne de Rome :
tout concourt à prouver que de vastes faubourgs
s'étendaient sur cette plaine. Il y avait là une·
suite d'habitations magnifiques dont on trouve
encore, sur plusieurs points, les traces non équivoques. Salluste y avait sa villa. Non loin de
Tibur étaient les délices de Cicéron, le séjour
d'Horace, de Catulle, de Mécène.

« Agrippa y avait ses bains qui rendirent la
santé à Auguste. Adrien y édifia un palais dont
on admire les imposants débris. »

*
* *

« Toute la voie qui conduit à Ostie, longue de

quatre lieues, était couverte de brillantes habitations, parmi lesquelles Pline avait sa maison de plaisance.

« L'opinion d'auteurs qui ont fait des recherches historiques sur ces lieux, est qu'autrefois l'air du Latium était moins malsain qu'aujourd'hui, surtout depuis qu'on a fait disparaître les grandes forêts derrière les montagnes d'Albano et ailleurs. En effet, ces masses de feuillages devaient rendre l'air beaucoup moins pernicieux par l'absorption de l'humidité et des gaz intoxicants qu'ils favorisaient. »

*
* *

Eu égard à ce qui précède, il n'est presque pas nécessaire de dire que les maladies qui se développent dans Rome et ses environs doivent présenter un caractère de spécificité qui en rend l'étude intéressante, au point de vue des affections inflammatoires si brusques, si violentes en Italie.

C'est ce dont on peut s'assurer en visitant les hôpitaux de Rome et en consultant les écrits de ceux qui ont étudié sur les lieux mêmes la constitution médicale de cette ville et ses maladies. On y rencontre des fièvres intermittentes sous toutes les formes. Elles affectent principalement les campagnards, les soldats montant la garde, et se déclarent chez eux après de grandes coliques et des refroidissements subits, quoique légers, après un séjour tant soit peu prolongé dans l'air nébuleux, l'exposition aux vapeurs matinales et à la rosée crépusculaire. Ces fièvres règnent principalement en été et en automne.

A différentes époques, elles prennent un caractère épidémique, sous forme de fièvres malignes.

Selon Bailly, un dixième au moins de la population de Rome est atteint, soit de fièvre intermittente, soit de pneumonie, ou de ces deux affections simultanément. Nous avons éprouvé les effets de cette influence morbide dans un voyage que nous fîmes en Italie en 1876, et nous n'en sommes sortis indemnes qu'à force de quinine et de strychnine.

En effet, ces deux alcaloïdes (arséniates) sont les plus énergiques fébrifuges que nous possédions, et n'exigent point ces masses de sulfate de quinine qu'on administre dans ces circonstances.

On évite de cette manière les accidents cérébraux et gastriques qui rendent la fièvre pernicieuse, c'est-à-dire mortelle après un ou deux accès.

La fièvre intermittente prend alors un caractère apoplectiforme ou bien typhoïde.

*
* *

Baglivi veut que les étrangers prennent de
grandes précautions afin de prévenir les troubles
de l'estomac, qu'accompagnent des douleurs gra-
vatives de tête, des fatigues dans les membres, la
tension des hypocondres, etc.

On est pris de flux de ventre ou d'une consti-
pation opiniâtre. Aussi, le lavage journalier du
tube intestinal avec le sedlitz est une précaution
qu'il ne faut pas négliger. Nous prenions tous
les matins une cuillerée à café de ce sel dans
une tasse de thé chaud, et dans la journée une
douzaine de granules d'arséniate de quinine, et
cinq ou six granules d'arséniate de strychnine.
Grâce à cette précaution, nous avons échappé à
la fièvre, qui régnait alors à Rome et dans toute
la basse Italie. Dans l'hôtel où nous étions des-
cendu, trois personnes étaient alitées pour des
fièvres pernicieuses, et une mourut : une jeune
fille de 18 ans.

Nous croyons pouvoir garantir qu'avec une
pharmacie de poche contenant les principaux mé-

dicaments dosimétriques, les voyageurs n'ont rien à craindre de ces fièvres si dangereuses.

*
* *

Une autre cause d'insalubrité ou d'infection en Italie, ce sont les cimetières. Le sol étant pierreux, les cadavres ne s'y décomposent point, et répandent autour une odeur qui rappelle celle de choux pourris — ainsi que le fait remarquer Sthendal. Ces cimetières, ou *campo-santo*, sont établis avec un grand luxe de sculpture, où l'art est souvent étranger. La mode des colombiers des anciens Romains (columbaria) a été conservée, c'est-à-dire que les cercueils sont encastrés dans des massifs de maçonnerie et l'ouverture scellée par une dalle de marbre, sur laquelle sont inscrits le nom et les qualités du défunt.

On comprend que les anciens Romains aient adopté la crémation afin d'empêcher ces émanations pestilentielles ; et si on y revient aujourd'hui, c'est moins par une idée de luxe que par une nécessité d'hygiène. En effet, les hommes qui ont mis en avant la crémation des morts, sont des savants de mérite qui ont voulu être autre chose que des plagiaires de leurs ancêtres.

On a opposé contre la crémation le principe

religieux ; mais l'Église a dit : *Souviens-toi que tu es poussière, et que tu retourneras en poussière ;* dès lors, ce n'est qu'une question de temps. Qu'importent quelques heures, voire quelques années ?

*
* *

La question médico-légale semble plus sérieuse ; mais à part les poisons végétaux dans les empoisonnements, ou les alcaloïdes, dont on se sert fort peu parce qu'ils ne peuvent être délivrés que par des pharmaciens sur prescription de médecins, les poisons minéraux pourront toujours être retrouvés dans les cendres. C'est même de ce moyen qu'on se sert en chimie pour ces sortes d'investigations. Toutefois le système de l'incinération ne serait utile que dans les pays dont le sol est imperméable, et où, par conséquent, les cadavres se décomposent lentement — comme en Italie.

Mais ce qu'il faut interdire dans les cimetières, ce sont les caveaux de famille. Tout le monde doit être égal devant la mort et, par conséquent, rendre sa dépouille mortelle à la terre ; ce qui n'empêchera pas l'érection de monuments funéraires. Au reste, ce qui s'opposera toujours à la

crémation des corps en grand, c'est le prix élevé
de l'opération; a moins d'en faire une affaire in-
dustrielle. Dans ce cas l'opération deviendrait
lucrative. On recueillerait ainsi les matières am-
moniacales, les substances salines et même le gaz
d'éclairage. Espérons qu'on n'en viendra pas là
et que le respect humain s'opposera à cette spéculation par trop économique.

*
* *

On observe en Italie une maladie à laquelle on
a donné le nom de pellagre. Le docteur Guislain
nous fournit à ce sujet les notions suivantes :

« Cette maladie s'annonce à la peau par un
état de tension et un léger gonflement. Elle enva-
hit quelquefois le cou, la poitrine et le dos. La
peau se gerce rarement, mais elle se couvre de
pellicules. Le mal se déclare au printemps et
règne principalement parmi les gens de la campagne.

« Mes renseignements portent qu'elle se transmet de père en fils, disparaît vers l'automne,
reparaît au printemps, et revient ainsi quatre, cinq,
six, sept fois, jusqu'à ce que le malade y suc-
combe. »

***

« La pellagre est quelquefois accompagnée de scorbut, d'une diarrhée colliquative, d'un amaigrissement général ; quelquefois d'un appétit exagéré et d'un trouble considérable des fonctions cérébrales. Un symptôme caractéristique, c'est le penchant au suicide.

« On en a accusé le maïs dont le peuple fait généralement usage, sous forme de polenta, et qui renferme un cryptogame provenant des rizières. En tout cas, c'est une maladie de misère physiologique qui tend à disparaître, grâce à l'aisance plus généralement répandue dans les populations des campagnes.

« Autrefois on avait la lèpre, qui n'est pas sans analogie avec la pellagre, et qu'on observe encore dans certaines parties de l'Italie, notamment aux environs de Gênes. »

***

Le docteur Guislain s'occupe ensuite des stations sanitaires en Italie. « De ce que nous venons de dire nous pouvons conclure — sans vouloir exagérer les conséquences logiques — que l'Italie n'offre point les qualités hygiéniques qu'une

croyance vulgaire lui accorde cependant partout.
Je m'y suis trouvé souvent en rapport avec des
malades étrangers à ce pays : dans les voitures
publiques, sur les bateaux, dans les hôtels, partout j'ai rencontré des voyageurs types, des personnes maigres, pâles, toussant beaucoup, ne
mangeant presque pas, ne buvant que de l'eau ou
du thé. Ces personnes venaient chercher en Italie
un remède à leurs maux.

« J'en ai vu d'autres qui se hâtaient de quitter
ce pays parce qu'elles y auraient perdu une santé
robuste ; et je puis assurer que, parmi les impressions que j'y ai reçues, celles que j'éprouvais à la
vue de ces êtres malades ne fut pas la moins profonde.

« Parmi les artistes surtout qui sont forcés de
parcourir les localités malsaines, j'ai trouvé beaucoup de constitutions délabrées. »

*
* *

« Ce n'est pas la première fois qu'on attire l'attention sur cette habitude d'envoyer des malades,
et surtout des poitrinaires, au-delà des Alpes : le
docteur Morgan, dans sa notice sur l'Italie, ne
craint pas de dire qu'il y a peu de climats moins
convenables pour une personne malade.

« C'est avec de justes raisons que le docteur Regnier, dans une notice sur Naples, insérée dans la *Gazette médicale*, dit que l'atmosphère de cette ville est peut-être plus funeste que les brouillards de la Seine et de la Tamise aux individus qui forment la grande majorité du cortège envoyé en Italie par ordre de la Faculté.

« Et on lit dans le *Bulletin général de thérapeutique*, que le docteur Journé a prouvé, par des données statistiques, faites dans des hôpitaux de différentes villes, telles que Florence, Rome et Naples, que la phtisie y exerce au moins d'aussi grands ravages qu'en d'autres climats.

Or on peut facilement concevoir — et nous en avons fait la remarque — combien doit être pernicieuse l'action d'un air vif et chaud sur des poumons déjà enflammés.

*
* *

« Il est donc évident qu'on s'est trompé sur le compte de ce pays; qu'on a confondu ses dispositions hygiéniques avec l'éclat de son ciel, la beauté de ses sites et l'aspect pittoresque de son sol.

« Malgré le sentiment exprimé par les médecins que nous venons de citer, peu de personnes con-

naissent l'Italie sous le rapport hygiénique. Mon
but dans les considérations qui précèdent a été
de contribuer pour ma part à éclairer sur un tel
sujet l'opinion publique. »

LES ÉPIDÉMIES

« De la faim, de la peste, de la guerre, déli-
vrez-nous, Seigneur! » telle était la prière quotidienne qu'au moyen âge on adressait à Dieu !
C'est qu'en effet, ces trois fléaux ne se quittaient
jamais et régnaient en permanence. Et cependant
ils étaient le fait, non de la colère divine, mais
de l'ignorance, de l'incurie et de la méchanceté
des hommes.

*
* *

Les épidémies ou « pestes » constituaient un
fléau social qui dominait toutes les situations.
Non seulement les rapports publics étaient sus-
pendus et les liens des familles rompus, mais
le peuple, ivre de terreur, se livrait à tous les
excès. On eût dit une bête fauve, jetant autour
d'elle des yeux hagards et prête à se ruer sur la
première apparence venue.

L'idée qui prévalait dans les masses, c'est que

les fontaines publiques et les denrées alimentaires avaient été empoisonnées ; et les malheureux débitants étaient les premières victimes de la fureur populaire. Il arrivait que les médecins eux-mêmes payassent de leur vie le droit de se dévouer à leurs concitoyens. Qu'on ne croie pas ce tableau de pure fantaisie ; lors des premières invasions du choléra asiatique à Londres, à Paris, à Saint-Pétersbourg, à Moscou, on a vu à quels excès peut se porter la foule quand elle est surexcitée par la terreur.

On se souvient de la scène imposante où l'empereur Nicolas Ier sut changer la fureur aveugle de la populace en une sainte prière, qui calma les terreurs et fit renaître l'espérance.

*
* *

Les épidémies sont fréquentes dans les pays orientaux, où il n'existe aucune police de voirie et où les restes des repas et des offrandes sont abandonnés aux animaux voraces. On se demande à quoi servent les vautours, les hyènes, les chacals ? Évidemment à suppléer à l'incurie des hommes.

*
* *

Les moyens de prévenir les épidémies appartiennent tous à l'hygiène: c'est donc aux administrations à prévenir ces calamités par de bonnes mesures de santé publique. Parmi ces mesures, il faut placer en première ligne celles relatives à la pureté de l'air atmosphérique. L'air, ainsi que l'ont très bien dit les anciens, est le premier aliment de la vie (*pabulum vitæ*). Si nous ne pouvons modifier ses conditions physiques et empêcher que certaines de ces conditions, telles que l'état hygrométrique, électrique, osonométrique, etc., viennent à changer brusquement, nous pouvons, du moins, entretenir la pureté de l'air par les moyens que la nature elle-même nous indique. Tels sont surtout le boisement et le drainage du sol.

Il est prouvé que des contrées saines autrefois, sont devenues insalubres depuis qu'on les a dépouillées de leur chevelure naturelle et que par le déboisement on les a fait ressembler à des crânes chauves.

*
* *

Ce n'est pas sans de puissants motifs que les

anciens avaient mis les forêts sous la protection divine. Les faunes veillaient à la conservation des bois, beaucoup mieux que nos gardes forestiers actuels.

Les grandes forêts, indépendamment qu'elles sont une source incessante d'oxygène, arrêtent les effluves du sol ou miasmes.

Rome a vu sa population se décimer, et ce qui en reste prendre un aspect malingre depuis que les bois sacrés qui couronnaient ses collines ont été détruits. Dès ce moment elle a subi l'influence de l'*aria cativa*.

*
* *

La culture du sol est un puissant moyen d'assainir l'atmosphère, puisqu'elle fait absorber l'humidité et le gaz, et empêche ainsi les parasites de se développer. Il est démontré que les fièvres intermittentes qui sévissent en automne, après la rentrée des moissons, disparaissent dès que commence à poindre la moisson nouvelle.

*
* *

Les maladies épidémiques peuvent se répartir en deux catégories: les *infectieuses* et les *conta-*

gieuses. Ces dernières s'inoculent. Ainsi, la variole est une maladie contagieuse au plus haut degré, et elle a pour correctif le vaccin, qui est un principe également inoculable.

Ces incompatibilités existent dans l'ordre physique comme dans l'ordre moral, c'est-à-dire que certaines affections se repoussent mutuellement.

Les faits de variole après vaccination ne prouvent qu'une chose : c'est qu'une seule vaccination ne suffit pas toujours pour imprégner l'économie entière et constituer une immunité contre la variole. Il faut quelquefois plusieurs vaccinations successives. Quant aux maladies infectieuses, quoique de nature parasitaire, rien n'indique leur inoculabilité. Peut-être est-ce une distinction purement arbitraire, et les maladies contagieuses et infectieuses ne diffèrent-elles que par le genre de parasites et le milieu où ils se développent.

Il y a là des affinités ou lieux d'élection : ainsi les parasites des fièvres pernicieuses et du choléra, du typhus, de la peste, c'est-à-dire des pyrexies en général, se développent dans le sang et les humeurs. De même que la variole a pour antagoniste le vaccin, de même toutes les maladies contagieuses ont leur vaccin propre, ainsi qu'il résulte des recherches de MM. Pasteur et Davaine. Peut-être y a-t-il un vaccin unique, ainsi que l'avait pensé Jenner.

*
* *

Indépendamment de ces agents anti-parasitaires, la nature nous en a fourni d'autres qui sont, à la fois, parasiticides et excito-moteurs, c'est-à-dire relevant l'économie de l'état d'affaiblissement où les miasmes l'ont jetée.

Nous éclaircirons ce double fait par un exemple. Tout le monde sait que les vapeurs qui s'élèvent des terrains d'alluvion produisent les fièvres intermittentes, c'est-à-dire les accès de fièvre caractérisés par une période de froid, une période de chaleur et une période de sueur.

L'accès passé, le malade se trouve dans une grande prostration, et pour peu que la fièvre ne soit pas rompue dès le commencement, il survient un état de cachexie. Le sang a perdu toute consistance et rutilance : il est pâle, aqueux, et ne stimule plus suffisamment les organes. Ceux-ci s'engorgent, notamment le foie et la rate ; l'estomac ne fonctionne plus et on devient, comme on dit, dyspeptique. Les poumons s'embarrassent, et le cœur est le siège d'étouffements ; le cerveau et tout le système nerveux tombent dans la langueur.

*
* *

Que s'est-il passé ? L'examen microscopique des vapeurs palustres et des humeurs du corps l'ont fait découvrir.

Ainsi que nous l'avons déjà dit, les miasmes proprement dits renferment des myriades de petits corpuscules vivants ou microbes, qu'on ne saurait mieux caractériser que comme des champignons microscopiques, provenant de l'humus du sol ou des détritus animaux ou végétaux qui y ont été enfouis et qui y ont subi une fermentation où les microbes manifestent une vie nouvelle.

Ces microbes existaient-ils en germes, ou se sont-ils développés spontanément sous l'influence de la chaleur humide ou de la fermentation ? C'est un point qui n'a pu encore être résolu. Nous devons donc nous en tenir au fait observable.

Nous avons cité plus haut les expériences du médecin américain, le docteur Salisbury, faites il y a plus de trente ans, c'est-à-dire bien avant les recherches de MM. Pasteur et Davaine.

*
* *

La médecine populaire n'avait pas attendu jusqu'ici pour trouver le remède. On sait que le quinquina est un arbre du Pérou, qui croît dans la vallée des Cordillères. Çà et là il y existe des étangs ou flaques d'eau où tombent des débris d'écorce qui viennent ainsi y former une sorte de macération ou d'infusion en grand, à cause de la chaleur de l'atmosphère. Ces eaux sont considérées comme très salutaires, et on prétend qu'il suffit d'en boire pour être à l'abri des fièvres intermittentes de ces contrées. Le fait est probable. C'est de la même manière que les eaux minérales arsenicales agissent. Quoi qu'il en soit, l'usage du quinquina était très répandu au Pérou avant son introduction en Europe. Ce fut en 1640 que la femme du vice-roi du Pérou, comte Chinchon, l'importa : de là le nom de *poudre de la comtesse*, sous lequel il fut d'abord connu. Pendant son séjour au Pérou la comtesse avait été atteinte d'une fièvre intermittente opiniâtre, pour laquelle un corrégidor du Loxa lui avait conseillé l'usage du quinquina, et dont elle fut ainsi guérie. A son retour en Europe, elle distribua la précieuse poudre à ses amis. Mais ce ne fut qu'en 1644 que les jésuites à Rome, en ayant reçu une grande quantité, mirent le quinquina en vogue sous le nom de *poudre des Jésuites*.

Enfin en 1679, Louis XIV en acheta le secret d'un Anglais nommé Talbot, et c'est seulement depuis ce temps que les écorces arrivèrent en France.

*
* *

L'arbre qui fournit le quinquina ne fut décrit qu'en 1738, par La Condamine, académicien français envoyé au Pérou pour y mesurer quelques degrés du méridien. A cette époque on distinguait déjà trois sortes de quinquina : le jaune, le rouge et le blanc, encore en usage aujourd'hui. Mais pendant tout ce temps on ne connaissait, comme fébrifuge, que le quinquina en substance, soit en poudre, soit en décoction, en infusion ou électuaire, de sorte qu'il était très lourd à l'estomac et donnait lieu à de nombreuses indigestions avec engorgement du foie et de la rate. On sait que le bon La Fontaine s'y laissa prendre en composant un poème tout aussi indigeste.

Ce ne fut qu'au commencement de ce siècle que deux chimiste français, Pelletier et Caventou, retirèrent du quinquina son principe extractif ou la quinine. — Déjà les mêmes chimistes avaient retiré de l'opium la *morphine*, et ces deux alcaloïdes firent une révolution radicale en médecine, dans ce sens qu'au lieu du médicament brut on en donna la partie quintescenciée. Cependant tous les médecins ne se rendirent point à cette innovation : ils avaient, comme on dit, « leur siège fait ». C'est-à-dire qu'ils continuèrent à prescrire le quinquina envers et contre tous, c'est-à-dire contre leurs malades. Mais le public finit par s'en mêler ; et il en fut des quinquinistes comme en politique des souteneurs des races tombées.

*
* *

Aujourd'hui, à part l'usage diététique, comme les vins de quinquina pour les convalescents, tous les médecins se servent de quinine pour rompre une fièvre intermittente ; seulement les doses auxquelles ils la prescrivent sont trop fortes. Il y avait donc là une nouvelle réforme à introduire, c'est-à-dire la *dosimétrie* ou la juste accomodation du remède au mal.

*
* *

Avant d'aller plus loin, disons comment agit la

quinine. Mais d'abord un mot d'explication sur le mot « alcaloïde ». On a désigné ainsi les principes actifs de certaines plantes médicinales, parce que ces substances, en se combinant aux acides, forment des sels, c'est-à-dire des composés plus ou moins stables.

Ainsi avec l'acide sulfurique on a le sulfate de quinine ; avec l'acide arsénieux, l'arséniate de quinine, etc. Quelquefois les sels sont doubles : ainsi l'hydro-ferro-cyanate de quinine est un composé de fer, de quinine et d'acide cyanhydrique. Ce sont ces médicaments simples dont on se sert en dosimétrie, sous forme de granules. Ainsi du sulfate, du valérianate d'atropine ou principe extractif de la belladone — du chlorhydrate de morphine ou principe extractif de l'opium — du bromhydrate de cicutine ou principe extractif de la ciguë ; — du sulfate de strychnine ou principe actif de la noix vomique, etc.

*
* *

Quelques alcaloïdes se donnent à l'état simple : comme la digitaline, ou principe extractif de la digitale — l'hyosciamine, ou principe extractif de la jusquiame, etc. L'avantage de cette manière de médicamenter, c'est de ne pas embarrasser l'estomac, comme nous l'avons dit du quinquina, et, par conséquent, de permettre au malade de se nourrir, tandis qu'avec les prescriptions grossières de l'allopathie il faut une diète sévère. On a ainsi deux maladies pour une : celle du mal proprement dit et celle du remède. Or, pour comprendre ce cercle vicieux dans lequel on verse, il faut savoir que si la maladie épuise le malade, la diète l'achève, parce que ses forces vives ou intrinsèques sont ainsi éteintes. Voyez combien les convalescents ont de peine à se remettre d'une longue maladie.

*
* *

En dosimétrie, on n'a rien de tel à craindre, parce qu'on fait marcher de pair le médicament avec l'alimentation.

Maintenant nous revenons à la question : comment agissent les alcaloïdes ? De deux manières, — peut-on répondre : en tuant les microbes ou parasites, et en rétablissant le rythme fonctionnel que la fièvre a troublé. Ces deux modes d'action sont faciles à prouver. Ainsi, quant aux microbes, ces *infiniment petits* qui tuent les *infiniment grands*, il n'en est aucun qui résiste aux alcaloïdes, soit que l'amertume de ces derniers

les tue, soit que leur alcalinité dissolve leur substance albuminoïde.

*
* *

Ceci peut se voir au microscope. Si on dépose
sous le foyer de la lentille une gouttelette d'eau
dans laquelle nagent des microbes, et qu'à cette
gouttelette on mêle une autre gouttelette d'une
solution concentrée de quinine (sulfate ou arséniate), au bout de fort peu de temps les microbes,
jusque-là vivants, restent inertes et leur substance se dissout de manière à disparaître complètement. On comprend que ce que le microscope
nous permet de voir se passe également dans le
sang, lorsqu'une certaine quantité de quinine y a
été introduite.

Mais à cela ne se borne pas l'action des alcaloïdes : ainsi que nous l'avons dit, ils rétablissent
le rythme fonctionnel troublé par la fièvre.

On sait en quoi celle-ci consiste : c'est-à-dire
dans une augmentation de la température du corps
et une accélération du pouls incompatible avec la
santé.

Nous devons encore ici un mot d'explication.

Dans l'état de santé, la température du corps,
pour l'adulte, est de 37° centigrades, et cette

température se maintient uniformément, parce que le sang est constamment rafraîchi par l'évaporation ou la transpiration insensible et par la respiration qui amène dans les poumons de l'air frais.

*
* *

Dans les pays tropicaux, où la température ambiante s'élève quelquefois à 40-48° centigrades, on est très enclin à la fièvre, soit parce que les microbes y grouillent en plus grande abondance, soit parce que le sang n'est pas rafraîchi par les poumons.

Pour se soustraire à cette double influence, il faut donc se saturer d'alcaloïdes (arséniate de quinine, hydro-ferro-cyanate de quinine et même arséniate de strychnine, de tous les arséniates le plus puissant, à cause de son action tensive sur la fibre organique).

*
* *

Les alcaloïdes ont une action excito-motrice très énergique, c'est-à-dire qu'ils empêchent le relâchement des vaisseaux, et, par conséquent, les fausses pléthores, c'est-à-dire l'augmentation de la tension interne. Car il y a ici double danger : d'une part, l'air dilaté exerce une pression moindre sur le corps, et de l'autre, le sang échauffé outre mesure se trouve à son tour dilaté, de manière à distendre les vaisseaux. Or, cette distension peut aller jusqu'à la rupture, c'est-à-dire apoplexie ou coup de sang.

*
* *

On peut remédier à cet échauffement, en buvant de l'eau ; mais, indépendamment que l'eau des pays chauds est presque toujours corrompue par les détritus animaux et végétaux et entretient ainsi la fièvre, cette masse de liquide distend encore les vaisseaux et produit ce qu'on pourrait nommer une pléthore aqueuse.

La nature, en mère prévoyante, fait venir dans ces pays des fruits désaltérants, c'est-à-dire qui rafraîchissent par leur acide, notamment l'ananas. Mais de là un autre danger, le flux de ventre.

Pour empêcher ces derniers, il faut combiner aux alcaloïdes défervescents les alcaloïdes calmants, tels que l'hyosciamine, la codéine, etc.

*
* *

D'après ce qui précède nous pouvons dire un
mot de la *dosimétrie*, certain d'être compris. Grâce
à ce système, c'est-à-dire à ce mode de médica-
mentation, on peut dire qu'on se met à l'abri des
fièvres. Sans doute celles-ci n'ont pas la même
violence partout : ainsi, entre notre choléra et
celui des Indes, il y a une différence d'intensité
qui égale la distance géographique ; mais il n'en
est pas moins prudent de se prémunir contre
eux comme contre toute affection bilieuse.

*
* *

Ainsi que nous l'avons dit, on prendra au lever
une cuillerée à café de sel de Sedlitz, dans un
demi-verre d'eau et, immédiatement après, quelques gorgées d'eau fraîche afin de faire le lavage
de tout le canal intestinal.

Le soir, en se couchant, on fera également
bien de prendre deux ou trois granules d'arsé-
diate de strychnine et autant d'aconitine et de
digitaline, afin de réparer les pertes de la journée
quant à l'innervation et à la calorification.

* *

Il est vrai que le sommeil répare nos forces ; mais ce sommeil n'est pas toujours tellement complet que le lendemain matin nous soyions invigorés. Il faut donc employer les moyens auxiliaires, surtout quand on est arrivé à l'âge de retour, où les forces baissent et les moyens de réparation diminuent. C'est là-dessus que nous avons basé notre système de longévité.

* *

En somme, la fièvre, voilà notre ennemi !

Les microbes, voilà les adversaires invisibles que nous devons combattre !

Les médecins allopathes prétendent que la fièvre est la conséquence inévitable de toute maladie aiguë, et que combattre cette dernière c'est avoir raison de la première.

* *

Cette opinion est fort ancienne, puisqu'elle remonte au berceau de la médecine. Mais les anciens n'avaient point les moyens dont nous disposons.

Dira-t-on que la stratégie est la même aujour-
d'hui qu'autrefois ? Alors les guerres s'éterni-
saient, puisqu'il y en eut qui durèrent trente ans.
On ne prenait nul souci des pays qu'on ravageait,
des populations qu'on réduisait à la misère. On
procédait méthodiquement, et aux approches de
l'hiver on rentrait dans ses cantonnements, sauf
à reprendre les opérations au printemps.

C'est la parfaite image de la médecine d'expectation : on laisse la maladie suivre son cours,
sauf à parer aux complications (si on le peut).

Ainsi il est encore reçu que la fièvre typhoïde
doit parcourir ses septénaires, jusqu'à parfait
épuisement (on ne dit point du malade); puis,
quand l'organisme est à bout de toute réaction,
on dit la maladie vaincue.

Alors commence cette autre période quelquefois plus longue et plus difficile à parcourir que
la première : la convalescence ; parce que le plus
souvent, d'aiguë, la maladie est devenue chro-
nique. Ainsi de la pneumonie, de la gastrite, de
l'hépatite ; en un mot, de toutes les affections des
grands centres organiques.

Cette médecine, à laquelle on a donné le nom
d'*Allopathie*, parce qu'elle substitue un mal à un
autre, est encore celle que l'École préconise, et
contre laquelle Hahnemann s'était élevé. Malheu.

reusement il vit dans la maladie une entité et s'imagina combattre la maladie naturelle par une maladie artificielle. Au fond, c'était encore de l'allopathie.

Il était parti de ce fait qu'un remède donné en excès produit une affection semblable à celle qu'on veut combattre. Ainsi, la quinine à dose massive (plusieurs grammes) produit une fièvre d'accès.

Hahnemann aurait dû dire plutôt : une fièvre d'irritation ; la preuve, c'est qu'en diminuant fait à fait la quantité de quinine, la fièvre s'en va.

*
* *

C'est là-dessus que se trouve basée la dosimétrie, c'est-à-dire, comme le nom l'indique, la parfaite adaptation du remède au mal et au malade. Car il ne faut jamais perdre de vue ce dernier pour ne voir que la maladie, puisqu'alors on est comme l'aveugle qui, pour se guider, agite autour de lui son bâton, au risque d'atteindre les passants. Les passants, ce sont les malades.

*
* *

Hahnemann eût donc été dans le vrai s'il n'avait atténué les doses au point de tomber en plein

dans les mythes. Il a eu la prétention de dématé-
rialiser la matière, c'est-à-dire de lui enlever
toutes ses qualités physiques, pour ne lui laisser
que ses qualités purement dynamiques. Il a fait
comme les anciens qui conservaient aux ombres
leur apparence corporelle, pour en peupler les
Champs-Elyséens. On connaît la spirituelle pa-
rodie du livre IV de l'*Énéide* par Ch. Perrault,
où « l'ombre d'un cocher avec l'ombre d'une
brosse nettoie l'ombre d'un carosse ».

C'est là également ce que font les homœopathes avec leurs dilutions infinitésimales. Ainsi
ils prennent, d'une alcoolature quelconque, quelques gouttes qu'ils diluent dans trente ou quarante gouttes d'eau distillée — puis trente ou
quarante gouttes de cette dernière, dans autant
de gouttes d'une troisième dilution ; et ainsi de
suite, jusqu'à arriver à des atténuations infinitésimales. C'est-à-dire qu'ils font perdre à la matière
tous ses caractères objectifs et subjectifs. Le
plus souvent ils se servent de globules de sucre
de lait qui sont sensés contenir la matière homœo-
pathisée. Les disciples de Hahnemann ont la
partie facile, puisqu'il suffit de la foi. C'est ainsi
qu'on procède dans toutes les religions.

*
* *

Parce qu'en dosimétrie on donne des médicaments sous forme de granules on a cru que c'était une sorte d'homœopathie, et ses adversaires les allopathes sont partis de là pour la vouer aux dieux infernaux.

Au fait, c'était un prêté rendu, car on avait fait la même chose contre les remèdes grossiers de l'allopathie. Ainsi Guy-Patin nommait le tartre émétique « tartre stygié », prétendant qu'il peuplait les sombres bords ; et, en réalité, il y a eu plus de morts que de guéris.

Mais entre les globules homœopathiques et les granules dosimétriques il y a tout un monde ; c'est-à-dire que dans les premiers — il n'y a rien, du moins rien d'appréciable à nos moyens physiques ou physiologiques ; tandis que dans les seconds, la quantité du principe actif peut être mathématiquement calculée.

Aussi le médecin dosimètre sait-il ce qu'il donne et combien il donne ; tandis que les homœopathes sont comme les augures de Rome, qui ne pouvaient se rencontrer sans rire.

*
* *

Nous venons de mettre en présence les trois systèmes qui se partagent aujourd'hui le monde médical. « Partager » n'est peut-être pas le mot juste, puisque l'allopathie et l'homœopathie sont bien près d'aller où vont les vieilles lunes, c'est-à-dire à l'état de planètes éteintes. Elles ont fait beaucoup de mal comme tous les météores ; et il ne s'agit plus que de se garer de la queue. *In cauda venenum.*

*
* *

La dosimétrie s'est levée sur un horizon mieux raffermi ; et elle aura pour résultat de diminuer le chiffre de nos maladies de toutes celles que l'allopathie et l'homœopathie y ajoutaient artificiellement : la première en faisant trop, la seconde en ne faisant rien.

La dosimétrie fait ce que la nature de la maladie et la constitution des malades exigent, c'est-à-dire qu'elle va, comme disent les Latins, *ad rem.*

VIII

LA MORT NATURELLE
ET LA MORT ACCIDENTELLE
(CONFÉRENCE)

La question emprunte son actualité â la mort récente de Léon Gambetta (1). Non que la France soit en danger par suite de la disparition brusque et *inopportune* d'un de ses fils les plus dévoués ; mais sa perte doit se calculer d'après les services qu'elle pouvait encore attendre de ses hautes capacités.

*
* *

Malheureusement, il en est en médecine comme en politique. On attend pour agir que le mal soit fait. C'est-à-dire trop tard. Trop tard ! mot de toutes les révolutions. — C'est qu'on n'a pas foi dans son principe. Ou plutôt qu'on a pour principe le « laisser-faire ».

(1) Voir plus loin.

*
* *

Il est vrai qu'un fleuve qui ne rencontre pas de résistance ne déborde point en amont ; mais il inonde tout en aval. Encore laisse-t-il, après qu'il est rentré dans son lit, un limon fécondant ; tandis que le limon de la maladie est toujours une détérioration de la constitution.

Ainsi de la fièvre typhoïde, des fièvres éruptives, et, en général, de toutes les fièvres infectieuses et contagieuses.

Il est vrai qu'il y a les *microbes ;* et quand on a prononcé ce mot, il semble que tout soit dit.

Qu'il y ait des virus, nous le voulons bien — bien que jusqu'ici on ne soit parvenu à rien préciser à ce sujet.

Au fond, nous brûlons trop, c'est-à-dire que nous menons une vie trop échauffante.

Mais tu brûles ! prends garde !
. . . . . et l'on peut mesurer
Combien de temps tu vas sur la terre durer.
(VICTOR HUGO, *La Vie.*)

*
* *

En lisant, l'autre jour, dans *la Revue des Deux-Mondes* d'avril 1873, un article intitulé :

P hysiologie de la mort — dû à la plume de Ferd. Papillon — nous fûmes frappé par le passage d'une lettre de Leibnitz à Arnauld :

« La mort n'est pas un phénomène brusque, une disparition soudaine ; c'est une opération lente : une rétrogradation. En effet, quand la mort nous apparaît avec sa figure hideuse, elle travaillait depuis longtemps l'organisme. Mais on ne l'a pas aperçue parce que la dissolution va d'abord à des parties trop petites ; avant de se traduire à la vue par la pâleur livide ; au toucher par le froid glacial du cadavre ; avant de paralyser les mouvements et de figer le sang du moribond, elle se glisse, obscure et insidieuse, dans les plus petites et secrètes parties de nos organes et nos humeurs. C'est là qu'elle commence à corrompre nos liquides, à désorganiser les trames de nos tissus, à détruire les équilibres et les harmonies fonctionnels. Tout cela est plus ou moins long, plus ou moins perfide. Et quand nous constatons manifestement la mort, nous pouvons être sûrs que l'ouvrage n'a rien d'improvisé. »

*
* *

La mort, si inopinée, de Gambetta est la con-

firmation de cette vérité : l'ouvrage n'a eu rien
d'improvisé.

Est-ce à dire qu'elle ne pouvait être empêchée,
ou du moins retardée ?

Ne soyons pas plus pessimistes que la mort
elle-même, car souvent elle s'arrête dans l'accomplissement de son œuvre. Alors pourquoi ne
pas agir ? Pourquoi se borner à constater la fluc-
tuation du mal — comme une marée montante ?
Xercès faisait battre de verges la mer parce
qu'elle venait mouiller ses pieds. Mais nous, médecins, sommes-nous dépositaires de ces merveilleux agents vitaux qu'on nomme « alcaloïdes »
pour les tenir sous clef dans l'armoire des phar-
macies ? Une pareille obstination à ne pas agir
quand le flot monte ne saurait s'expliquer de la
part d'hommes instruits.

*
* *

Qu'Hippocrate se soit trouvé désarmé devant
les maladies aiguës, cela s'explique par la pauvreté de la *matière médicale* à cette époque. Mais
nous, qui possédons les produits de la chimie
pharmaceutique et les découvertes de la physiologie expérimentale, ne pas agir, voilà — nous le
répétons — ce qui ne s'explique ni ne se légitime.

*
* *

Bichat a fait voir qu'on meurt par les centres nerveux, respiratoires et digestifs. Par quel de ces organes Gambetta est-il mort ? Est-ce par le cerveau ? Non, dans l'autopsie cet organe s'est montré parfaitement intact. Est-ce par les organes abdominaux ? Oui et non — car il y aurait ici beaucoup à dire, et la science possède beaucoup de cas de pérityphlites qui se sont terminées par la guérison, même avec des constitutions délabrées.

*
* *

Il est donc plus rationnel d'admettre que la mort de Gambetta a été précipitée par une insuffisance du cœur et des poumons (1).

On a pu espérer, un instant, un amendement de la maladie, d'après l'amendement des symptômes — et les bulletins des médecins faisaient partager cet espoir au public (2). Mais c'était le dernier

(1) La mort de Gambetta a eu beaucoup d'analogie avec celle de Mirabeau ; lui aussi disait : « Mourir, dormir ! » et il demandait de l'opium à son médecin, le docteur Cabanis, auteur du fameux livre : *Les rapports du physique et du moral.*

(2) Dans une visite que nous fîmes à Gambetta, en 1874, alors qu'il n'était pas encore au pouvoir, nous fûmes frappé de la profondeur de sa respiration et de ce qu'à chaque instant il portait le plat de la main gauche à la région du cœur, comme s'il eût voulu le con-

éclat de la flamme expirante. Nous n'avons pas eu connaissance de ce qui a été fait, par conséquent nous devons nous abstenir de tout jugement.

*
* *

Nous pensons que dans les cas extrêmes il faut des moyens extrêmes — c'est-à-dire ce qu'on est convenu d'appeler des « poisons ».

*
* *

Il faut lutter jusqu'au bout. Si Wellington, à Waterloo, n'eût tenu jusqu'à la dernière minute, les Prussiens seraient arrivés trop tard.

*
* *

Le médecin a, aussi, une bataille à livrer — la plus décisive de toutes, car avec elle tout s'éteint. Eh bien ! qu'il en soit le Wellington ; qu'il reste

---

tenir. Or, cette exubérance du centre circulatoire est propre à tous les grands orateurs. Nous crûmes pouvoir lui donner quelques conseils. Les a-t-il suivis? Nous craignons que non, car il faisait peu attention à sa santé. Heureux s'il se fût dit:

Oui, mon corps est moi-même et j'en veux prendre soin.
Guenille si l'on veut, ma guenille m'est chère.
                    (*Femmes savantes.*)

impassible sur son cheval de combat : les alcaloïdes, et la victoire le récompensera de n'avoir
point désespéré de son malade.

*
* *

Ceci dit, arrivons au sujet de cet entretien : la
mort naturelle et la mort artificielle.

*
* *

Il est rare que nous mourions de mort naturelle. Il est plus juste de dire que nous nous
tuons : par nos imprudences ou nos excès.

Devons-nous chercher à nous survivre pour
donner à nos contemporains le triste spectacle de
notre décadence? de nos facultés intellectuelles
qui s'éteignent? de nos sens qui s'obstruent? de
notre imagination perdue? de nos illusions en-
volées?

*
* *

En cela, du moins, la nature a été bonne mère,
en nous cachant ce spectacle à nous-mêmes et
en nous faisant vivre du passé : *memor temporis
acti*.

*
* *

On peut dire qu'à notre époque tumultueuse et émue, la mort naturelle est l'exception. Si, çà et là, nous voyons apparaître un centenaire, c'est comme un revenant d'un autre monde, tant il était oublié de son vivant (1).

*
* *

La mort est presque toujours accidentelle. Ainsi, les uns sont frappés d'un coup de sang — trop heureux s'ils meurent sur le coup, comme le général Chanzy, afin de ne pas traîner une existence à charge à eux-mêmes et aux autres !

*
* *

Il y en a qui périssent par le cœur parce que, à force d'émotions, cet organe a fini par perdre son ressort. D'autres périssent par les poumons, le sang n'étant plus rafraîchi (2). Ou bien il y a des morts subites à cause d'embolies ou caillots qui obstruent quelque vaisseau important.

(1) Nous exceptons ceux qui appartiennent à la science, comme Chevreul.

(2) Contrairement à la théorie de Lavoisier, qui plaçait le foyer de la chaleur vitale dans les poumons, on sait aujourd'hui que c'est là,

*
* *

Ce genre de mort n'a été reconnu que dans ces derniers temps et est beaucoup plus fréquent qu'on ne pourrait le croire.

*
* *

Enfin, il y a des morts encore inexpliquées ; où, à l'autopsie, on ne découvre rien. Il faut donc admettre une brusque extinction du foyer vital (1).

Sous ce rapport nous sommes comme ces prêtresses — inattentives ou trop sensibles — de Vesta ; nous négligeons notre feu et le laissons s'éteindre.

*
* *

Il y a aussi les maladies chroniques, dépendant de notre vie sociale, et que les animaux, dans l'état de nature, ne connaissent pas. Ainsi de la

au contraire, que le sang se rafraîchit, par une sorte de ventilation. Ainsi le sang veineux a une température plus élevée que le sang artériel. Dans l'état physiologique ou de santé, cette différence est de 1° c. — Dans la fièvre, elle peut être de 2 et 4° c. Voilà pourquoi ceux qui sont dans un état de surexcitation continuelle, se brûlent le sang.

(1) Tout ne s'explique donc pas par la disposition matérielle de nos organes. Derrière ces rouages, il y a la force qui les fait mouvoir. Nous sommes nos propres mécaniciens · il est vrai souvent des mécaniciens maladroits ou imprudents.

tuberculose pulmonaire, qui est au corps humain ce que l'ivraie est aux terres mal entretenues (1). C'est-à-dire que c'est une maladie de misère physiologique (2). Et par là, nous n'entendons pas seulement le manque du nécessaire, mais les passions de l'âme qui ont exactement les mêmes effets que les privations matérielles sur le corps.

*
* *

Et, ici encore, rendons grâce à la Providence qui a fait à l'homme du peuple la philosophie de l'insouciance. Ne cherchons donc pas à le faire sortir de cette tranquillité; mais donnons-lui l'éducation pour l'aider dans l'accomplissement de ses devoirs envers sa famille et envers la société. Faisons de bonnes lois d'hygiène pour tout ce qui concerne sa vie privée et sa vie collective, c'est-à-dire les demeures et les ateliers.

*
* *

Nous ne pourrions que répéter ici ce que nous

(1) L'idée des germes morbides est fort ancienne; aujourd'hui on voit dans ces germes des microbes: bactéries, bactéridies, vibrions. Ce sont ces germes ou virus que M. Pasteur cultive avec tant d'amour pour préserver hommes et bêtes des maladies infectieuses et contagieuses. Voir notre opuscule : « La Surveillance maternelle ».

(2) La misère physiologique ne suppose pas toujours la misère réelle, puisqu'on l'observe aux deux extrêmes de l'échelle sociale.

avons dit dans nos « *Etudes sociales* » chez G.
Carré, Paris.

*
* *

Nous venons de dire que nous mourons la
plupart du temps artificiellement. La médecine
a-t-elle fait, jusqu'ici, quelque chose pour empêcher ces fins prématurées ?

Hélas ! comme cette pauvre Cassandre qui
voulait empêcher les Troyens d'introduire le cheval de bois dans leurs murs — elle avertit, mais
on ne l'écoute pas ! Il est même de bon ton de se
moquer de la médecine... quand on n'en a pas
besoin.

Il est vrai que tous les médecins n'ont pas dans
leur art cette foi que donne une conviction profonde. Beaucoup sont sceptiques contre eux-
mêmes et leurs malades. D'où vient cette incré-
dulité ? Évidemment — comme en religion — de
l'incertitude des choses.

*
* *

On a voulu faire de la médecine une science,
c'est-à-dire fondée sur les causes premières ;
en réalité, c'est un art d'observation.

Mais l'observation seule ne suffit pas, il faut encore des moyens de guérison, c'est-à-dire une thérapeutique appropriée à la maladie et au malade.

*
* *

Hippocrate a été un grand observateur, mais les ressources de la matière médicale lui ayant fait défaut, il a dû, la plupart du temps, laisser mourir ses malades dans la crainte de leur nuire. C'est ainsi qu'il s'est borné à suivre le cours des maladies sans rien faire pour s'y opposer. Il croyait aux crises, sachant cependant que, s'il y en a de salutaires, il y en a également de mortelles.

*
* *

Rien de plus curieux que de suivre ses histoires de maladies. Ouvrons son livre des épidémies (car Hippocrate croyait surtout aux causes générales des maladies).

*
* *

« A Thase, le fils de Porion, logé près du temple de Diane, fut pris d'une fièvre aiguë. Elle était d'abord continue, ardente, avec soif. Il fut, dès le commencement, dans l'état comateux, auquel succéda l'insomnie. Durant les premiers jours il avait des troubles d'entrailles ; les urines étaient blanches. Le sixième jour, les urines ressemblaient à de l'huile et il tomba dans le délire.

« Le septième jour tout augmentait : point de sommeil ; les urines restaient les mêmes ; le délire pareillement. Le ventre rendit des matières bilieuses et grasses. — Le huitième jour quelques gouttes de sang par le nez. — Vomissements de matières verdâtres — un peu de sommeil. — Le neuvième jour de même. — Le dixième jour tout s'amendait. — Le onzième jour sueurs partielles. — Le malade eut des froids, mais il se réchauffa bientôt. — Le douzième jour, fièvre violente, selles bilieuses de matières claires en quantité. — Le dix-septième jour, mal ; point de sommeil, cependant la fièvre n'augmentait pas. — Le vingt-et-unième jour, sueurs générales ; insomnie ; selles bilieuses, dégoût des aliments ; assoupissements comateux. — Le vingt-quatrième jour, le malade rechuta. — Le trente-quatrième jour, point de fièvre ; le ventre ne s'arrêta point ; l'état de chaleur revint. — Le quarantième jour, point de fièvre ; le ventre s'arrêta, mais non pour longtemps ; le dégoût était grand ; la fièvre revint aussi un peu d'une manière très vague : tantôt fièvre, tantôt pas ; s'il venait du soula-

gement et quelque cessation de la fièvre, bientôt
elle reprenait. Le malade ne voulait que des aliments de fantaisie, — le sommeil était mauvais.
— Le cent-vingtième jour, le malade mourut... »

*
* *

Ne croirait-on pas lire certains bulletins de nos
jours aujourd'hui, annonçant une aggravation de
l'état général et une amélioration de l'état local,
mais dont la constatation est la même que celle
d'Hippocrate : Le cent-vingtième jour le malade
mourut? Et combien qui ne vont pas jusque-là !

*
* *

Voici la relation de la maladie de Périclès :

« A Abdère, Périclès tomba malade de fièvre
aiguë continue, avec des douleurs, beaucoup de
soif et d'anxiété. Il ne pouvait garder la boisson ;
il sentait des douleurs à la rate et des pesanteurs
à la tête. Le premier jour, il eut une hémor-
ragie par la narine gauche ; la fièvre était
cependant très forte ; il rendit beaucoup d'urines
troubles blanches qui ne déposaient point. Le
deuxième jour, tout augmenta, mais les urines
devinrent épaisses ; elles faisaient quelque dépôt ;

la grande agitation diminua ; il y eut quelque sommeil. Le troisième jour, la fièvre s'adoucit ; il y eut abondance d'urines cuites, qui déposaient beaucoup ; la nuit fut tranquille. Le quatrième jour, beaucoup de sueur générale. La maladie fut jugulée ; la fièvre quitta et ne revint plus. »

*
* *

Beaucoup de nos hommes d'État n'ont pas la forte constitution de Périclès et succombent à la première atteinte sérieuse de maladie. Nous en pourrions citer plusieurs, car notre époque est féconde en morts illustres (1). Peut-être parce que nos luttes politiques sont plus intenses, plus personnelles pourrait-on dire ; car dans l'homme public on voit souvent l'homme privé. C'est une tendance dont nous devrons nous défaire si nous voulons conserver le « selfgovernment. »

Comme on vient de le voir, Hippocrate admettait les crises dans les maladies aiguës ; aussi ajoute-t-il une grande importance aux urines et et aux sueurs. Mais que dénotent ces signes sémiotiques, sinon un remous, comme dans un lac agité par l'orage ? Dès lors, n'est-ce pas ce trouble qu'il faut chercher à calmer ?

(1) Cavour, Victor-Emmanuel, Garibaldi, Gambetta, etc.

Sans la quinine nous, médecins, nous serions bien embarrassés devant une fièvre intermittente, et nous serions coupables de ne pas y recourir. Pourquoi n'en serait-il pas de même des fièvres rémittentes et continues ? « Parce que — dit-on — il faut que la maladie suive ses septénaires, c'est-à-dire ses crises ? « Mais est-on sûr que ces crises auront lieu et ne seront pas mortelles ?

*
* *

Le médecin est le mécanicien de la locomotive vivante, dont il a à surveiller et régler l'action. Pour cela — comme le mécanicien des chemins de fer — il a son manomètre, qui est son tact médical ; mais il s'aide des moyens de diagnostic que la science lui donne : le thermomètre, la montre, le sphygmographe, le sthétoscope, le plessimètre, — ces auxiliaires des sens. Comme moyens d'action, il a des agents médicamenteux, que la chimie a découverts dans les plantes et les minéraux, tels que les alcaloïdes et les sels. Ne pas les employer est plus qu'une faute : c'est un crime de lèse-humanité.

*
* *

Hippocrate, dans le corps vivant, voyait des

courants : les uns de vapeur, les autres plus sub-
tils — comme dans l'atmosphère — qui, en s'a-
massant, déterminent les orages — c'est-à-dire la
fièvre — et, en marin habile, il carguait les voiles
du navire.

C'est sur cette doctrine que repose toute sa diététique — car de thérapeutique il en faisait peu,
vu les moyens restreints dont il disposait. Il avait
une grande foi dans la force médicatrice de la
nature ; mais il fut souvent trahi par elle.

*
* *

Devons-nous imiter la tactique de Fabius Cunc-
tator ? c'est-à-dire abandonner le malade à la
dévastation de la maladie — comme un pays
envahi par un ennemi puissant. Non ! nous devons résister avec courage et persévérance et ne
pas désespérer du salut du malade.

La médecine expectante n'est donc autre chose
que laisser mourir le malade dans la crainte de
lui nuire. Mais, dans un sauvetage, se laisse-t-on
arrêter par la crainte de blesser le naufragé ? Il
doit en être de même en médecine. On attend :
quoi ? Le plus souvent l'épuisement du malade
et sa mort. Aussi rien de plus épuisant que la
diète.

L'influence générale de la diète est basée sur les phénomènes chimiques de la respiration. Or, dans la diète absolue, le corps se décroît d'une quantité de matériaux proportionnée au déficit de l'aliment, étant obligé de fournir, de sa propre substance, pour la dépense journalière du corps, tout ce que l'aliment ne donne pas (Bouchardat).

M. Chossat, dans ses *Études sur l'inanition*, et MM. Regnault et Reiset, dans leurs *Recherches sur la respiration*, ont exprimé par des nombres approximatifs la mesure et l'importance de la dénutrition.

On sait, d'après les recherches de MM. Andral et Gavarret, qu'un homme adulte, bien portant, brûle, à 10° environ, 11 grammes de charbon par heure, ou, en moyenne, 210 grammes pour 24 heures, qui sont éliminés sous forme d'acide carbonique, d'urée et d'autres produits excrémentitiels. Or, si l'on veut bien considérer que 100 grammes de viande ou de sang contiennent environ 11 grammes de charbon, pour obtenir les 210 grammes de charbon nécessaires à la respiration de 24 heures, il faut détruire environ 2 kilogrammes de sa chair et de son sang. Il ne faut donc pas s'étonner qu'un individu robuste devienne méconnaissable au bout de 48 heures de fièvre chaude.

Et ce qu'il y a de plus fâcheux, c'est qu'il brûle ainsi ses propres organes. La diète, loin d'abattre la fièvre, l'alimente. C'est ce que ne veulent pas considérer les médecins qui traitent toutes les maladies par la faim.

*
* *

Qu'il nous soit permis de raconter ici un fait — le médecin que cette histoire concerne est mort d'une fièvre typhoïde, victime de son fanatisme pour la diète.

Il s'agissait d'un enfant de quatre ans, souffrant, depuis trois mois, d'une entérite — ou ce que croyait telle le médecin susdit. — Qu'il y eût eu, au début, irritation intestinale, nous ne le contesterons pas — car nous ne ferons pas à notre confrère défunt l'injure de croire qu'il avait mal diagnostiqué — mais enfin, la maladie persistait, et la pauvre petite malade était réduite à l'état de squelette. Nous fûmes appelé en consultation. — Ce qui nous frappa, ce fut le mouvement instinctif des lèvres. Sans rien dire, j'en approchai une cuillerée de bouillon : l'enfant s'y jeta avec avidité, comme un nourrisson sur le sein.

Nous venions de montrer quelle était la maladie dont l'enfant souffrait, comme ce philosophe ancien qui, pour prouver le mouvement, marcha.

Il ne fut plus question d'entérite. Nous le disons à la louange du confrère. — Ce qu'il y a souvent de plus difficile pour un médecin, c'est l'aveu de s'être trompé. Bon Dieu ! la médecine est une foi ; et la foi, mal comprise, pousse à l'infaillibilité.

*
* *

Si nous entrons ici dans ces détails, ce n'est pas pédantisme. Nous ne sommes point un Sganarelle, ni nos lecteurs des Gérontes ; nous aurions donc mauvaise grâce à leur demander : « Savez-vous le latin ? » — D'ailleurs, la médecine n'est pas un grimoire servant à évoquer les maux de l'humanité ; elle a, au contraire, la mission de les empêcher, car aucune maladie n'est naturelle, par conséquent nécessaire.

*
* *

Mais, là où nous voulons en venir — et en cela nous sommes fidèle à notre texte — c'est qu'il y a une médecine sûre, rapide et commode, qui a pris pour s'affirmer le nom de *dosimétrie*, mais qui n'a pas encore d'existence officielle. De là, la guerre du silence que lui fait l'École, et qui a ceci de bon qu'elle (la dosimétrie) s'infiltre insensiblement dans l'esprit des praticiens qui n'ont pas d'attaches officielles. L'opinion publique doit donc venir en aide à ces médecins, afin qu'ils ne soient pas victimes de leur bonne foi.

*
* *

Ce qui fait obstacle à tout progrès, c'est l'intimidation. On voudrait bien l'accepter, mais on a peur de ceux qui le repoussent et qui, les plus nombreux, sont souvent aussi les plus puissants, parce qu'ils occupent le haut du pavé, d'où ils éclaboussent les pauvres piétons. Et cela parce qu'ils se disent princes de la science!

*
* *

Pendant cinquante ans nous avons appartenu au haut enseignement, et nous pouvons nous rendre cette justice de ne nous être jamais opposé à une idée nouvelle.

Par instinct, nous cherchons le mouvement, comme un animal derrière les barreaux de sa cage. Nous trouvons que marquer le pas sur place est plus fatiguant que marcher.

Voilà pourquoi nous parlons d'un progrès médical qui restera comme un des grands faits de notre époque, et qui aura pour effet la prolongation de l'existence au-delà de ce poteau qu'on nomme la mort artificielle.

Chacun de nous pourra alors espérer atteindre ce terme naturel où il faut bien se décider à se séparer, mais après avoir accompli sa tâche ici-bas.

Alors la mort n'aura plus rien de terrible, puisque ce sera le commencement d'une vie nouvelle.

NOTE

DERNIÈRE MALADIE DE GAMBETTA

La dernière maladie de Gambetta a été peu commentée par les journaux de médecine de la capitale ; et on comprend, jusqu'à un certain point, la réserve qu'imposait ce deuil public. D'ailleurs on se demandait avec une sorte d'inquiétude si la science avait fait tout ce qu'elle pouvait et devait faire.

Parmi les journaux qui ont parlé de cette mort inattendue — car jusqu'au dernier moment on espérait encore — le *Monde thermal*, dans son numéro du 18 janvier 1883, y a consacré quelques lignes que nous allons reproduire ici :

« En attendant que l'histoire officielle de cette maladie soit publiée par les médecins qui ont assisté Gambetta, nous croyons devoir donner à nos lecteurs les renseignements suivants qui nous sont parvenus de bonne source.

La blessure de Gambetta, faite le 27 septembre par une balle de revolver entrée par la face palmaire de la main droite, et sortie par la face dorsale de l'avant-bras, était en très bon état le 3 décembre, et à peu près complètement guérie le 10.

Le 13, après un repas assez copieux, il ressentit dans le flanc droit une douleur assez vive qui dura environ une demi-heure et disparut peu à peu d'elle-même.

Depuis plusieurs années déjà, cette douleur se manifestait très souvent une heure après le repas ; il portait alors vivement la main au côté droit, vers la région du foie, pressait un peu, et la douleur s'en allait graduellement. La répétition fréquente de cette douleur lui avait donné, en quelque sorte, un geste qui lui était familier, et qui consistait à appuyer la paume de la main droite sur le côté droit du ventre.

Cette fois la région resta douloureuse plus longtemps.

Le 16, Gambetta reçut quelques amis, se fatigua, resta un peu tard dans son jardin, se trouvant très bien au grand air' disait-il. Le soir, il fut pris d'un frisson de fièvre ; la température monta à 40° c. et la douleur abdominale devint plus vive.

Les jours suivants, se montrèrent les signes d'une pérityphlite, remontant sur le trajet du colon ascendant : puis l'inflammation gagna la paroi abdominale ; et la fosse iliaque devint gangréneuse et entraina la mort le 31 décembre, quelques minutes avant minuit.

Les urines, examinées depuis deux ans, à diverses reprises, par M. le docteur Siredey, qui croyait son illustre client diabétique, n'avaient pas décelé la présence du sucre.

Pendant cette dernière maladie – le 18 décembre, je crois — on en trouva 15 grammes par litre, mais, cette fois, seulement, il y en eut plus.

L'albumine, au contraire, fut trouvée à chaque examen.

A l'autopsie, faite quarante-huit heures après la mort, la putréfaction du foie et des reins empêcha qu'on ne fît un examen précis. On trouva une inflammation récente du péritoine, survenue, probablement, le dernier jour, au voisinage du colon ascendant ; une inflammation sous-péritonéale de tout l'hypocondre droit, principalement autour du gros intestin (péri-colite) ; deux larges plaques de phlegmon gangréneux de la paroi abdominale, au-dessus de l'aine, et dans l'espace costo-iliaque des adhérences anciennes entre la vésicule biliaire — très épaissie — et l'angle du colon, et entre l'appendice vermiforme et le cœcum. Nulle part du pus collecté ;

à peine, en décollant le péritoine, deux cuillerées environ dans la gouttière péritonéo-pariétale. Enfin une lésion plus importante, un rétrécissement ancien des cinq derniers centimètres de l'iléon et de la valvule iléo-cœcale ; rétrécissement si étroit que le bout du petit doigt ne pouvait le franchir. Ce rétrécissement avait été évidemment la cause de cette douleur qui se manifestait dans le flanc droit, après les repas, au moment où les aliments digérés passaient de l'intestin grêle dans le gros intestin.

Cette douleur fut plus violente au moment de la convalescence, parce que le malade avait gardé une diète assez rigoureuse pendant la cicatrisation de la plaie de la main, et qu'il reprit vite son régime habituel. Il y eut donc alors une sorte d'obstruction intestinale déterminée par le rétrécissement ancien qui, n'étant plus dilaté pendant une quinzaine de jours, mit obstacle au passage des matières. La douleur fut plus vive et dura plus longtemps, parce que l'intestin subit cette fois une dilatation brusque.

Que se passa-t-il alors ? Peut-être une contracture de l'intestin voisin. Peut-être une légère déchirure qui devint le point de départ du phlegmon constaté les jours suivants.

Voici donc comment on peut résumer cette maladie :

Plaie en séton de la main et de l'avant-bras droits, guérie le 10 décembre.

Le 13, obstruction intestinale, ayant probablement provoqué e phlegmon qui se manifesta au voisinage d'un ancien rétrécissement de l'intestin ; phlegmon qui, survenant chez un sujet obèse, albuminurique — et peut-être diabétique — est devenu diffus, gangréneux et mortel.

Les organes thoraciques étaient sains (1). Le cerveau, dont

(1) Le procès-verbal de l'autopsie, signé par tous les médecins traitants, porte qu'il y avait de l'emphysème pulmonaire. Probablement aussi que le cœur avait subi la dégénérescence graisseuse.

les circonvolutions étaient d'une netteté parfaite, ne pesait que 1,160 grammes, ce qui est le poids d'un petit cerveau ordinaire. Personne ne peut nier que l'intelligence de Gambetta ne fût des plus remarquables (1).

On a critiqué diversement la conduite des chirurgiens qui, dans cette circonstance, ont observé une expectation à peu près complète. On leur a opposé l'opinion d'autres chirurgiens plus hardis, qui n'auraient pas hésité à aller à la recherche du pus, coûte que coûte. Mais, étant donné l'état constitutionnel de Gambetta (obésité, albuminurie), on a tout lieu de croire que ceux qui eussent été assez entreprenants pour aller à la recherche du pus (qui d'ailleurs n'était pas en collection) se seraient exposés à faire — pour employer la spirituelle expression de l'un des consultants — une autopsie sur le vivant. »

Telle est la conclusion de l'article du *Monde thermal* — et nous eussions imité sa discrétion, si l'auteur n'avait engagé une grave question de responsabilité chirurgicale. En effet, cela cadre peu avec les témérités heureuses que nous voyons commettre chaque jour.

Nous bornant aux cas classiques, nous demanderons si un chirurgien doit être retenu d'opérer par la crainte de « faire une autopsie sur le vivant » ? Si, dans une hernie étranglée, par exemple, il peut se dispenser de pratiquer la kélotomie, quel que soit l'état constitutionnel du malade et l'acuité des symptômes? Aucun chirurgien ne répondra par l'affirmative ; tous diront que dans les cas extrêmes il faut les moyens extrêmes.

Et d'ailleurs, les cas d'abcès autour du cœcum qui se sont

---

(1) Nous ne saurions admettre cette mesure de l'intelligence au poids. C'est plutôt à la qualité de la matière qu'à la quantité qu'il faut avoir égard. Beaucoup d'hommes supérieurs se distinguent par une petite tête — et beaucoup d'hommes médiocres par une tête énorme. Ce qu'il y avait de caractéristique chez Gambetta, c'était le développement du front.

heureusement terminés ne manquent pas dans la science. Dans ceux qui nous sont propres, nous avons appliqué un large caustique avec la pâte de Vienne, tant pour arrêter le phlegmon gangréneux que pour préparer l'ouverture de l'abcès en fendant ensuite l'escarrhe et en drainant le foyer pour empêcher la résorption ichoreuse.

Mais nous admettons que chez Gambetta les symptômes d'ataxie se sont précipités tellement vite que les chirurgiens n'ont pas eu le temps d'agir. En cela il a eu le sort de beaucoup de grands politiques. Mirabeau — avec lequel il a eu plus d'une ressemblance — est mort d'une insuffisance du cœur et des poumons ; à ses derniers moments, il demandait à son médecin, Cabanis, de l'opium, en répétant : « Mourir, dormir ! »

Ce qui corrobore notre opinion, c'est la circonstance suivante que je crois pouvoir faire connaître ici. En 1876, alors que Gambetta n'était pas encore au pouvoir, dans une visite où j'étais allé l'entretenir de la question de la liberté du haut enseignement, je fus frappé de la manière profonde et parfois difficultueuse dont il prenait son haleine. A chaque instant il portait la main gauche à la région du cœur, comme s'il avait voulu y arracher un obstacle. Il est évident que déjà il avait la prédestination des grands orateurs. Plus tard, j'eus encore l'occasion de lui écrire et je lui conseillai certaines précautions pour sa santé. Mais Gambetta était comme tous les hommes très occupés de la chose publique et ne faisait pas attention à ce que Molière nommait notre « guenille ».

La mort prématurée de Gambetta a été une calamité publique ; non qu'il y ait des hommes irremplaçables, mais parce que leur perte se mesure aux services qu'ils auraient pu rendre encore au pays.

Thiers est arrivé presque au double de l'âge de Gambetta et on ne saurait nier que, dans ses derniers jours, il n'ait rendu de grands services au milieu des terribles circonstances où la France s'est trouvée en 1870-1871.

Nous pensons que si Gambetta avait voulu suivre nos conseils il ne serait pas devenu albuminurique ; et la typhlite qui l'a entraîné dans la tombe n'eût pas été le grain de sable dont parle Pascal.

Non qu'il fît des excès ; mais on pouvait lui appliquer ces vers de Victor Hugo, cités déjà plus haut :

> Mais tu brûles ! prends garde !
> . . . . et on peut mesurer
> Combien de temps tu vas sur la terre durer.
>
> (*La Vie.*)

Comme nous vous le disions, Gambetta était un sceptique en médecine. Il eut cela de commun avec l'immortel auteur du *Malade imaginaire.* Il est vrai qu'à l'époque de Molière la médecine était tellement ridicule dans la forme qu'on pouvait douter du fond.

Si Gambetta avait pris régulièrement, tous les matins, le sel de Sedlitz, et le soir, en se couchant, quatre granules d'arséniate de strychnine et autant d'aconitine et de digitaline, comme nous ne cessons de le recommander en prêchant d'exemple — il est possible qu'il eût vécu encore quelque temps.

Il y a longtemps que Bordeu, dans un mémoire remarquable sur l'analyse médicale du sang, a essayé de décrire les diverses cachexies dans lesquelles il reconnaissait pour caractère essentiel l'accumulation, dans le sang et les humeurs, de produits mal élaborés ou une sorte de suie animale : graisseuse, bilieuse, urineuse, etc. C'est ce que les hématologues modernes ont constaté d'une manière rigoureusement scientifique.

Pour échapper à l'obésité et à l'albuminurie, Gambetta

n'avait donc qu'à faire ce que nous ne cessons de repéter (1).

Mais nous sommes comme la fille de Priam, qui avertissait les Troyens de ne pas laisser introduire le cheval de bois dans leurs remparts.

Notre cheval de bois c'est la maladie, et nous ne nous en apercevons que quand déjà il est dans la place. Nous qui aimons profondément la France, la mort de Gambetta nous a touché au cœur. On ne s'approche pas de certains hommes sans en garder un vif souvenir. Notre visite c'était la vieillesse devant ce qu'il y avait encore de jeunesse et de virilité dans cette organisation remarquable. Et voyez ! c'est comme dans la fable « *Le Vieillard et les trois Jeunes Hommes* » :

> L'autre, afin de monter aux grandes dignités,
> Par un coup imprévu vit ses jours arrêtés.

Mais ce ne sont pas tant les malades qu'il faut accuser que les médecins. Combien de temps faudra-t-il encore que dure cette opposition à une chose si simple que la dosimétrie ? Oui ! c'est avec un profond chagrin que nous voyons cette guerre du silence se perpétuer. Qu'on se divise en politique, on le comprend ; pourvu qu'au moment du danger on se serre autour du drapeau comme un seul homme. — Là a été la puissance de l'homme que vous avez inopinément perdu : d'opérer ce ralliement — mais qu'en médecine, où

(1) Nous avons connu, dans ses derniers jours, Jules Janin, arrivé alors au dernier degré de l'état obèse. Sa belle intelligence avait conservé toute sa vivacité, mais son corps était devenu une masse inerte. « Ah ! docteur, nous disait-il — pourquoi la science n'a-t-elle pas les moyens de nous faire maigrir ! »

Nous nous occupions peu alors de médecine et nous ne nous doutions pas des ressources de la dosimétrie. Mais aujourd'hui nous avons à lutter contre les obèses de l'intelligence, qui parce qu'ils sont haut placés, voient avec une sorte de dédain ce qui se passe au-dessous d'eux. Mais patience ! le flot monte.

on ne devrait dire : « Vérité en deçà, erreur au delà » — que dans une science qui est toute observation et d'expérimentation prudente, on ne veuille ni entendre, ni expérimenter, voilà ce qui n'a pas d'excuse.

Après tout, est-ce que nous, médecins dosimètres, nous laissons mourir nos malades par crainte de leur nuire ? Nous employons avec sécurité des armes naturelles qui ne laissent pas aux lésions organiques le temps de s'établir.

Dernièrement, à l'Académie de médecine, à propos de la fièvre typhoïde, M. Germain Sée disait : « La méthode expectante attend tout de l'hygiène et ne fait guère que le traitement des symptômes (1) ; c'est une méthode de résignation qu'on a appelée aussi *Expectation armée*. Mais armée avec quoi et contre quoi ? C'est ce qu'on ne précise pas. »

L'honorable professeur a protesté contre cette méthode ; et quant aux statistiques sur lesquelles elle s'est appuyée, il en a fait bon marché. Cependant il nous semble qu'en médecine les faits de guérison sont concluants. — M. G. Sée est contre les antiseptiques, ou du moins il doute de leur action, celle-ci étant très-variable. — M. G. Sée cite la méthode antithermique (bains froids) et antipyrétiques : acide salicylique, salicylates (cela va de soi), mais il se garde bien de nommer les alcaloïdes ; cela sentirait trop le roussi — pardon, la dosimétrie. Cependant, parodiant un mot célèbre de Gambetta, il s'écrie : « La chaleur, voilà l'ennemi ! (2) »

(1) C'est-à-dire qu'elle attend que ces symptômes se soient fixés, immobilisés en désordres organiques, contre lesquels le médecin organicien se débat vainement en attendant l'autopsie, qui prouve sa science, mais aussi son incapacité d'agir.

(2) Depuis, M. Germain Sée a trouvé sa route de Damas presque en pleine académie de médecine, au grand scandale de ses collègues Allopathes, il a proclamé l'emploi des alcaloïdes comme étant la « *médecine moderne* ». Pauvre académie convertie tout d'un coup en hôtel d'invalides, et cela par un des siens.

Ici s'arrête la première partie de son argumentation. Nous verrons comment il s'y prendra dans sa deuxième.

Mes chers confrères, que cela ne nous décourage pas. Tenons-nous fermes sur nos étriers ; et que la strychnine, l'aconitine, la vératrine, etc., soient notre cheval de bataille. Il y a assez longtemps que l'action est engagée pour que nous puissions espérer la victoire. Pour cela nous n'avons qu'à serrer nos rangs, puis donner avec ensemble. A Marathon, trois cents hommes décidèrent de la victoire. Nous sommes plus de trois cents, puisque déjà nous formons *légion*. Nous avons des partisans dévoués dans tous les pays. Qui faut-il maintenant rallier à notre cause ? Le public, c'est-à dire tout le monde, celui qui a plus d'esprit que Voltaire. C'est donc au public que nous devons nous adresser dorénavant, en nous affirmant hautement et non en mettant honteusement notre drapeau en poche.

DEUXIÈME PARTIE

HYGIÈNE MORALE

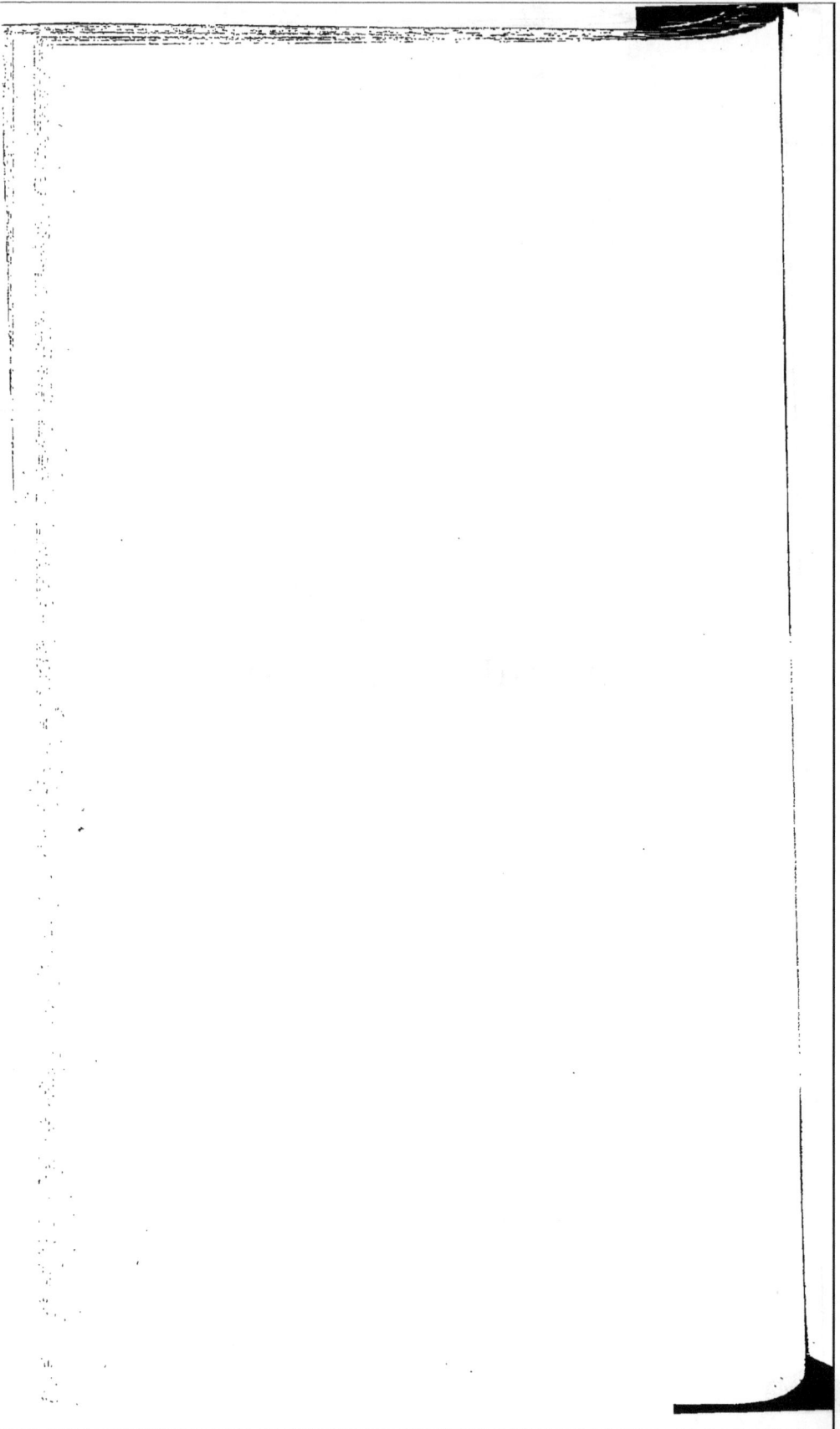

I

INFLUENCE DU MORAL SUR LE PHYSIQUE

Il existe un ouvrage célèbre, intitulé : *Rapports du physique et du moral de l'homme*.

L'auteur — Cabanis — l'ami et le médecin de Mirabeau — a insisté particulièrement sur le physique.

Notre but est de nous occuper du moral, afin de faire voir que, si l'homme écourte si souvent son existence, c'est parce qu'il n'exerce pas assez d'empire sur lui-même.

*
* *

Ce que Cabanis dit de l'influence des nerfs, du sang, de la bile — en un mot des tempéraments — sur le moral, est vrai, mais on aurait tort d'exagérer cette influence.

*
* *

Ce serait ouvrir la porte à une foule de fai-

blesses morales, qui ne doivent pas exister chez
un être doué de raison.

*
* *

Cela ne doit pas même être pour l'enfant, car,
lui aussi, peut opposer la force de volonté aux
entraînements de la matière. Ces entraînements
sont essentiellement capricieux, égoïstes, car
toujours un système organique cherche à empié-
ter sur les autres.

*
* *

Il ne suffit pas de dire, lorsqu'on a commis une
faiblesse : Ce sont mes nerfs, c'est ma bile, c'est
mon sang.

L'excuse ne serait guère acceptable.

*
* *

Même quand l'homme se met dans le cas de
subir ses entraînements physiques — comme dans
les excès de boisson — il est coupable et con-
damnable, non seulement devant la raison, mais
devant la justice.

*
* *

La maladie pourrait, tout au plus, être une excuse, quand elle est arrivée au point d'altérer la structure de nos organes et de rendre ainsi l'empire de la raison nul.

*
* *

Reste l'aliénation mentale : mais celle-ci est rarement essentielle. Ce sont encore nos excès ou nos imprudences qui la déterminent. Elle présente alors quelque chose de machinal, qui nous rapproche de la brute, en faisant dominer nos instincts physiques; tandis que l'aliénation mentale *sine materia* — c'est-à-dire sans lésion organique — et cette aliénation existe, preuve que les manifestations psychiques sont indépendantes de la matière, c'est-à-dire l'âme du corps — tandis que l'aliénation mentale essentielle, disonsnous, présente quelque chose de noble, d'élevé, comme le principe divin, dont elle est, le plus souvent, l'exagération. Il y a des fous sublimes.

*
* *

Ces fous sont toujours dignes d'intérêt et de

pitié. Ce sont des âmes sensibles que le malheur — rarement la joie, hélas ! — a exaltées ou déprimées (Voir nos *Études médico-physiologiques sur Joseph Guislain*).

*
* *

Ceux qui se tuent pour échapper aux peines morales, ne sont pas les courageux : ils ont fui devant l'ennemi, n'osant l'attendre.

*
* *

L'homme, par sa force morale, peut dompter même la douleur physique. Nous pourrions citer Mucius Scevola, mais il n'est pas nécessaire de chercher nos exemples si loin.

Le chirurgien sait d'expérience, combien, parmi les patients, les uns sont faibles devant la douleur, les autres forts.

*
* *

Nous disons devant la douleur, parce que c'est souvent un fait d'imagination. Tel patient crie avant qu'on ne l'ait touché, et lorsque l'opérateur est parvenu à lui imposer sa propre résolution, il subit sans sourciller les opérations les plus douloureuses.

*
* *

L'anesthésie morale est plus puissante que l'anesthésie physique : celle-ci suspend la sensibilité ; l'autre la tend, comme un ressort puissant capable de résister aux secousses les plus fortes (1).

*
* *

Nous avons remarqué que, sous ce rapport, le sexe *faible* est, en réalité, le sexe *fort*. Les hommes les plus robustes au physique, sont souvent les plus faibles au moral. Preuve que ce n'est pas « Ceci qui tue celà » comme l'a dit Victor Hugo.

*
* *

Développer la force morale, tel est donc le point fondamental de toute éducation. Ce n'est pas l'endurcissement du corps : il faut, au contraire, s'attacher à conserver au corps toute sa délicatesse, afin qu'il ait toute sa liberté d'action.

(1) Il y a un autre genre d'insensibilité ou d'anesthésie dont nous pourrions parler ici : l'anesthésie ou l'insensibilité magnétique.

Mais il faut apprendre de bonne heure à surmonter les impressions corporelles.

*
* *

Nous ne voudrions pas d'une éducation qui fît de nous des êtres grossiers. Le citadin délicat, s'il n'est efféminé — nous ne savons pourquoi l'usage a fait prévaloir cette dénomination, comme si la femme était un être essentiellement faible, quand c'est le contraire le plus habituellement — le citadin délicat a plus de force d'âme que le rustre. On peut dire de ce dernier — avec l'auteur des *Essais* — Montaigne — « Que c'est epessisure de la peau et dureté des os, » et non de la force d'âme. La preuve, c'est que le rustre est esclave de ses passions, accessible à toutes les superstitions, fanatique, cruel. S'il est peu impressionnable au physique, c'est qu'il sent moins.

*
* *

La nature, en nous donnant une organisation délicate, n'a pas voulu nous en faire un sujet de tourments. Elle nous a donné la force d'âme à cause de cette délicatesse même ; sans cela, elle eût fait de nous des êtres éphémères, disparaissant aussitôt le but accompli.

*
* *

Nous n'avons pas à nous occuper ici de l'enfant, dont l'éducation première fait l'objet d'un opuscule spécial « La *Surveillance maternelle* ». Nous devons prendre l'homme fait, et rechercher les règles morales qui lui sont le plus immédiatement applicables, dans le but de prolonger la vie.

II

DE LA CRAINTE DE LA MORT

« Aimer la vie sans craindre la mort, » telle est, selon Hufeland, la maxime au moyen de laquelle on vit heureux et longtemps.

Nous laisserons ici parler l'auteur de la *Macrobiotique*.

*
* *

« L'homme qui craint la mort doit renoncer au bonheur. Chaque jouissance fait naître en lui cette fatale idée ; et il ressemble à celui qui, poursuivi par un ennemi, croit toujours le sentir sur ses talons.

*
* *

« Cependant il y a une foule d'hommes qui ne peuvent se guérir de cette fâcheuse maladie morale. C'est en leur faveur que je vais tracer quelques règles qui ne sont pas déduites des spéculations d'une métaphysique transcendante, mais qui reposent sur l'expérience, et qui auront l'avantage de fournir des moyens aussi simples qu'infaillibles.

*
* *

« Il faut se familiariser avec l'idée de la mort. Quelle est grande l'erreur de ceux qui croient trouver un préservatif contre la crainte de mourir en éloignant l'idée d'une catastrophe dont rien ne peut les préserver ! Cette idée viendra les surprendre au moment où ils y penseront le moins ; au milieu des plaisirs les plus bruyants, et alors elle les frappera d'une manière d'autant plus terrible qu'ils y seront moins préparés.

*
* *

« Il n'y a d'heureux — suivant moi — que celui qui, à force de contempler de près l'ennemi auquel nul d'entre nous ne saurait échapper, finit par s'accoutumer à l'idée qu'il faut nécessairement tomber un jour sous ses coups, et par pouvoir l'envisager avec indifférence ; que celui, enfin, qui s'est rendu assez maître de lui-même pour être, au sein de la joie, capable de songer à la mort sans en être troublé.

*
* *

« J'ai moi-même éprouvé que, quand on se
familiarise avec cette idée, elle perd en grande
partie ce qu'elle a d'effrayant, et finit par ne plus
faire éprouver la moindre émotion.

*
* *

« Que l'on considère les soldats, les matelots,
les mineurs : dans quelle classe trouve-t-on des
hommes plus heureux et plus accessibles à la
joie ? Pourquoi ? parce qu'à force de voir la
mort suspendue sur leurs têtes, ils ont appris à
la mépriser. Celui-là seul est libre qui ne craint
pas la mort : rien au monde ne peut l'enchaîner,
ni le tourmenter, ni le rendre malheureux. Son
âme est remplie d'un courage inébranlable, qui
communique plus d'énergie à la force vitale elle-
même, et qui devient par là un moyen positif d'é-
loigner la mort. »

*
* *

On le voit, Hufeland raisonne à la manière des

stoïciens de l'antiquité. C'est l'homme fort d'Horace, inaccessible à la crainte :

« Si fractus illabatur orbis
Impavidum ferient ruinæ. »

*
* *

Mais ce n'est pas précisément le genre de courage qu'il faut pour ne pas craindre la mort. Les soldats, les marins, les mineurs sont gens généralement insouciants. Ils ne pensent pas à la mort, plutôt que de ne pas la redouter. La preuve, c'est qu'au moment suprême, ils sont le plus troublés.

*
* *

Mais si nous ne devons pas craindre la mort parce que nous devons mourir un jour, nous devons la craindre parce que, nous surprenant à l'improviste, elle nous force à laisser notre œuvre incomplète : en un mot, nous devons la craindre, non par rapport à nous-mêmes, mais par rapport à ceux dont le sort est lié au nôtre. Et pour cela, la première force de caractère est celle d'éviter les excès, et qui nous permet de suivre un régime le moins éloigné possible de la nature : c'est-à-dire, être sobres.

*
* *

Aux personnes qui s'exagèrent la crainte de mourir, nous dirons, qu'à part le remords d'une conscience coupable, on ne sent pas ce moment suprême. Et ici nous reproduirons encore les paroles de Hufeland.

*
* *

« Beaucoup de personnes ne craignent pas tant la mort elle-même, que ce qui doit se passer alors en nous. Elles se font l'idée la plus extraordinaire de nos derniers instants et de ce qui arrive quand l'âme se sépare du corps. Mais toutes ces craintes sont absolument dénuées de fondement. Personne n'a jamais senti la mort, et nous sortons du monde sans en avoir plus la conscience, que nous n'avons eu celle de notre entrée. Ici comme ailleurs, les extrêmes se touchent. »

*
* *

Hufeland entend parler de la mort du corps, c'est-à-dire de l'extinction de la flamme vitale. L'âme étant essentiellement distincte du corps, c'est lorsque ce dernier perd sa force, que la première conserve toute son énergie.

*
* *

Au moment de quitter cette vie — comme à l'entrée d'un paisible sommeil — on reprend par la pensée toute son existence; on aime à se ressouvenir du bien qu'on a fait; on songe que tout n'est pas fini par la mort, qu'on se survivra par ses actes, ses idées.

*
* *

Heureux ceux qui ont travaillé à la moisson de l'avenir !

*
* *

Le père de famille revit par la pensée qu'il lègue à ses enfants plus que des biens terrestres. Idée touchante, que l'auteur des *Jardins* et de l'*Imagination* a si bien exprimée :

« Mais c'est la mort surtout dont les touchants tableaux
Place l'homme au-dessus de tous les animaux ;
Là, dans tout l'intérêt de sa dernière scène,
Paraît la dignité de la nature humaine.
Dans leur stupide oubli les animaux mourants
Jettent vers le passé des yeux indifférents.
Savent-ils s'ils ont eu des enfants, des ancêtres ?
S'ils laissent des regrets, s'ils sont chers à leurs maîtres ?

Gloire, amour, amitié, tout est fini pour eux.
L'homme seul, plus instruit, est aussi plus heureux.
Pour lui, loin d'une vie en orages féconde,
Quand le monde finit commence un autre monde,
Et du tombeau qui s'ouvre à sa fragilité
Part le premier rayon de l'immortalité.
Son âme se ranime, et dans sa conscience
Auprès de la vertu retrouve l'espérance.
De loin il entrevoit le séjour du repos ;
De ses parents en pleurs il entend les sanglots.
Il voit après sa mort leur troupe désolée,
D'un long rang de douleurs border son mausolée.
Au sortir d'une vie où de maux et de biens
La fortune inégale a tissé ses liens,
Il reprend fil à fil cette trame si chère
Dont la mort va couper la chaîne passagère.
Le souvenir lui peint ses travaux, ses succès,
La gloire qu'il obtint, les heureux qu'il a faits.
Ainsi sur les confins de la nuit sépulcrale,
L'affreuse mort, au fond de la coupe fatale,
Laisse encore pour lui quelques gouttes de miel.
Il touche encor la terre en montant vers le ciel.
Sur sa couche de mort il vit pour sa famille ;
Sent tomber sur son cœur les larmes de sa fille,
Prend son plus jeune enfant qui, sans prévoir son sort,
Égaie encore sa vie et joue avec la mort ;
Recommande à l'aîné ses domaines champêtres,
Ses travaux imparfaits, l'honneur de ses ancêtres ;
Laisse à tous en mourant le faible à secourir,
L'innocent à défendre et le pauvre à nourrir ;
De ses vieux serviteurs récompense le zèle,
Jouit des pleurs touchants de l'amitié fidèle ;
Reçoit son dernier vœu, lui fait un dernier don,
De ses ennemis même emporte le pardon ;

Et dans l'embrassement d'une épouse chérie
Délie et ne rompt pas les deux nœuds de la vie. »
(Delille, Les Trois Règnes, ch. VIII.)

*
* *

« Non! sans doute, dit Cabanis, la mort, en elle-même, n'a rien de redoutable aux yeux de la raison, tout ce qui peut la rendre douloureuse, est de quitter des êtres chéris ; et c'est bien là, en effet, la véritable mort. Quant à la cessation de l'existence, elle ne peut épouvanter que les êtres faibles, incapables d'apprécier au juste ce qu'ils quittent et ce qu'ils vont retrouver ; ou les âmes coupables, qui souvent, au regret du passé, joignent les terreurs vengeresses d'un avenir douteux. Pour un esprit sage, pour une conscience pure, la mort n'est que le terme de la vie : c'est le soir d'un beau jour. »

*
* *

Écartons donc toute idée douloureuse que cette fin pourrait soulever ; tâchons de vivre longuement, pour en abréger le seul tourment : celui de quitter des êtres chers.

*
* *

Bacon regardait l'art de rendre la mort douce — ce qu'il nommait *Euthanasie* — comme le complément de celui d'en retarder l'époque. Persuadé que la durée commune de la vie de l'homme peut être rendue beaucoup plus longue qu'elle ne l'est ordinairement, par différentes pratiques dont il n'appartient qu'à la médecine de tracer les règles, il voulait, dans ses idées de perfectionnement général, que l'art réunît toutes les ressources pour améliorer notre dernier terme, comme un poète dramatique rassemble tout son génie pour embellir le dernier acte de sa pièce. En un mot, la vie ne lui paraissait devoir produire tous ses fruits que lorsque ses diverses saisons auraient été accomplies. Il pensait également qu'elle ne sera entièrement heureuse que lorsqu'on saura donner à ses derniers moments le caractère paisible et doux que, sans nos erreurs de régime et nos préjugés, ils auraient peut-être presque toujours naturellement.

*
* *

C'est parce que l'homme ne sait pas ou ne peut

pas se retirer à temps de la lutte, que ses derniers moments sont souvent attristés et raccour-
cis. On parle du peu de respect qu'on a dans ces
temps-ci pour les vieillards : c'est calomnier la
jeunesse. Ce serait à l'homme qui a accompli sa
tâche à comprendre que l'heure de la retraite a
sonné. Mais il appartient aussi à une société équi-
table de rendre cette retraite possible et digne.
L'*otium cum dignitate* ne devrait pas être, pour
le plus grand nombre, un rêve.

III

LA SOBRIÉTÉ

« Sobriété ! tu es l'âme de la nature, la sœur de la vertu, la compagne d'une existence noble et nette dans ses œuvres.

Tu es la source de la joie, de toutes les actions d'une âme bien née.

Devant toi fuient, comme autant de nuages chassés par le soleil, les sombres préoccupations de l'esprit.

Tu es l'aimable et bénigne gardienne de la vie, tant du riche que du pauvre.

Tu enseignes au premier à être humain, au second à se contenter de son sort.

Tu purifies les sens.

Tu rends l'intelligence plus vive, la mémoire fidèle.

Par toi l'âme, presque dégagée de son poids terrestre, jouit de toute la plénitude de sa liberté.

Tu veilles auprès du berceau de l'enfant.

Tu permets au jeune homme de s'abandonner aux instincts nobles et généreux de son âge.

A l'homme fait tu donnes la force nécessaire à l'accomplissement de ses devoirs ; au vieillard, l'espoir d'une fin sereine et libre d'infirmités. »

*
* *

De qui sont ces nobles et chaudes paroles ?

D'un nonagénaire, d'un homme qui, jusqu'à la fin de ses jours, conserva cette sérénité d'esprit qu'il faut placer au premier rang des bienfaits d'une vie modérée. Nous voulons parler d'un noble Vénitien, Luigi Cornaro, qui a publié un livre sur la sobriété, et sut mettre ses préceptes en pratique — chose rare chez un prédicateur.

*
* *

Ce n'est pas qu'à la trop grande sobriété il n'y ait également du danger. Il ne faut de l'excès en rien, ni se priver sous prétexte de modération ; Cornaro en fut un exemple : pendant près de quarante ans — après une jeunesse assez orageuse, qui lui laissa une irritation d'entrailles — il ne prit, chaque jour, que douze onces d'aliments et treize de boisson : mais un jour que, sur le conseil de ses amis, il y ajouta une once, il faillit mourir d'indigestion.

*
* *

Le précepte d'Hippocrate est plus sage : lui aussi vécut jusqu'à l'âge de quatre-vingt-douze ans, et il ne fut pas sans faire, de temps en temps, — *un extra*.

IV

DE LA FRANCHISE DANS LE CARACTÈRE

Il y a peu d'hommes qui ne croient avoir à jouer un rôle ici-bas, et qui ne se placent ainsi dans la contention perpétuelle du comédien.

*
* *

« Nous savons, dit Hufeland, combien la profession qui consiste à se charger, quelques heures par jour, d'un rôle emprunté, celle du comédien, en un mot, nuit à la durée de la vie. Que doit-ce donc être pour ceux qui l'exercent continuellement sur le grand théâtre du monde, et ne paraissent jamais ce qu'ils sont ? pour ces êtres équivoques qui vivent de déguisement, de contrainte et de mensonge ?

*
* *

« C'est chez les peuples civilisés qu'on trouve

le plus d'hommes faux. — Je ne connais pas d'état plus contraire à la nature. »

*
* *

Hélas ! la chose est vraie, et l'espèce de sourire stéréotypé sur les traits de ces hommes démontre que ce n'est qu'un masque.

*
* *

« Il est déjà bien désagréable — ajoute Hufeland — de porter un habit qui n'est pas fait à notre taille, qui nous serre de tous côtés et gêne nos mouvements; mais qu'est-ce que cette contrainte en comparaison de la gêne morale qu'on s'impose quand on prend le masque d'un caractère étranger au sien, de manière que les discours, la conduite, les actions, tout doit être sans cesse en contradiction avec nos propres sentiments et notre propre volonté; qu'on est obligé de réprimer ses goûts naturels pour affecter des penchants empruntés, et qu'il faut enfin tenir tous les nerfs, toutes les fibres dans une tension continuelle, afin de rendre le mensonge plus complet, car l'existence entière n'est alors qu'un tissu d'impostures. »

*
* *

« Un état semblable n'est, en réalité, qu'un état spasmodique permanent comme le prouvent les suites qu'il entraîne. Effectivement, il en résulte toujours des inquiétudes générales, des désordres dans la circulation et la digestion, c'est-à-dire des contradictions dans le physique comme dans le moral. Les malheureux qui se sont plongés dans cet état, finissent par ne plus pouvoir en sortir, parce qu'il est devenu pour eux une seconde nature, et ils se perdent sans pouvoir se retrouver. Il résulte enfin de là une fièvre lente, caractérisée par des irritations à l'intérieur et des spasmes à l'extérieur, qui conduisent l'homme dissimulé au tombeau, seul endroit où il puisse espérer de se débarrasser de son masque. »

*
* *

On voit par là combien est dangereuse une première dissimulation, qui entraîne tant d'autres à sa suite, et qui nous place constamment en état de mensonge vis-à-vis des autres et de nous-mêmes; qui fait que nous nous faisons honte à nos propres yeux et que nous craignons à chaque instant de voir cette honte se trahir par la rougeur de notre front, car ce n'est qu'à la longue qu'on se fait

. . . . . Un front qui ne rougit jamais.
(RACINE.)

*
* *

Faut-il s'étonner que la femme dissimulée soit aussi la femme nerveuse? — Nous parlons de celles qui y mettent encore quelque sincérité, et qui n'appellent point au secours de leurs mensonges des attaques de nerfs simulées.

*
* *

Louis XI — le type de la dissimulation — ne marchait jamais sans son médecin. Nul, plus que lui, n'avait peur de mourir, lui qui fut si prodigue de la vie des autres! Il mourut d'une hépatite — ou inflammation du foie — à laquelle la contention continuelle de son âme avait grandement contribué.

*
* *

Les hommes francs ne sont pas exposés à de

semblables accidents : comme ils ont le cœur sur la main, rien n'en empêche les libres battements.

*
* *

Le grand point, c'est d'être toujours vrai dans sa conduite — la seule dont on ait à répondre. — Quant aux autres, on leur doit également la vérité, mais sans pédanterie. Avant que de les blâmer, il faut examiner ce qu'on eût fait soi-même en semblables circontances, et aussi choisir le moment; ne pas donner gain de cause aux ennemis d'un homme dont on se dit l'ami, en s'associant ou en se faisant l'écho des calomnies dont il est l'objet. Si on se montrait moins disposé à accueillir cette dernière, elle mourrait faute d'aliment, comme une torche allumée dans un puits sans air. Le calomniateur s'asphyxierait dans son propre méphitisme.

*
* *

La franchise dans le caractère consiste aussi à bannir tout sentiment de basse jalousie ou de haine. Être jaloux du mérite d'autrui c'est reconnaître implicitement qu'on n'a soi-même aucune espèce de mérite. A moins d'être fou, comme

Diogène, et de ne souffrir qu'un autre soit dans son soleil.

*
* *

Les personnes haineuses et jalouses ne vivent pas longtemps. Elles se sont attachées au flanc un vautour qui les ronge à toute heure, sans qu'on puisse dire : *Immortale jecur !*

*
* *

La franchise dans le caractère consiste à écarter toute idée de fausse ambition : « ce désir insatiable de s'élever au-dessus et sur les ruines mêmes des autres ; ce ver qui pique le cœur et ne le laisse jamais tranquille ; cette passion qui est le grand ressort des intrigues et de toutes les agitations des hommes ; qui est cause des révolutions des États, et qui donne tous les jours à l'univers de nouveaux spectacles ; cette passion qui ose tout, à laquelle rien ne coûte, rend malheureux celui qui en est possédé.

*
* *

« L'ambitieux ne jouit de rien : ni de sa gloire,

il la trouve obscure; ni de ses places, il veut
monter plus haut; ni de sa prospérité, il sèche et
dépérit au milieu de son abondance; ni des hom-
mages qu'on lui rend, ils sont empoisonnés par
ceux qu'il est obligé de rendre lui-même; ni de
sa faveur, elle devient amère dès qu'il faut la partager avec ses concurrents; ni de son repos, il
est malheureux à mesure qu'il est obligé d'être
plus tranquille.

*
* *

« Son ambition, en le rendant aussi malheureux, l'avilit encore et le dégrade. Que de bassesses pour parvenir! Il faut paraître, non pas
tel qu'on est, mais tel qu'on nous souhaite. Bassesse d'adulation : on encense et on adore l'idole
qu'on méprise; bassesse de lâcheté : il faut savoir essuyer des dégoûts, dévorer des rebuts, et
les recevoir presque comme des grâces; bassesse
de dissimulation : n'avoir point de sentiment à soi,
et ne penser que d'après les autres; bassesse de
dérèglement : devenir les complices et peut-être
les ministres des passions de ceux de qui nous
dépendons, et entrer en part de leurs désordres,
pour participer plus sûrement à leurs grâces;
enfin, bassesse même d'hypocrisie : emprunter

quelquefois les apparences de la piété, jouer
l'homme de bien pour parvenir, et faire servir à
l'ambition la religion même qui la condamne.
Qu'on dise après cela que c'est la vertu des
gens en place; c'est le caractère d'un cœur
lâche et rampant; c'est le trait le plus marqué
d'une âme vile. Le devoir lui seul peut nous me-
ner à la gloire; celle qu'on doit aux bassesses et
aux intrigues de l'ambition porte toujours avec
elle un caractère de honte qui nous déshonore;
elle ne promet les royaumes du monde, et toute
leur pompe, qu'à ceux qui se prosternent devant
l'iniquité, et qui se dégradent honteusement eux-
mêmes. On reprochera toujours nos bassesses à
notre élévation; nos places rappelleront sans cesse
les avilissements qui nous les auront méritées,
et les titres de nos honneurs et de nos dignités
deviendront eux-mêmes les traits publics de notre
ignominie. »

*
* *

« L'ambition nous rend faux, lâches, timides,
quand il faut soutenir les intérêts de la vérité. On
craint toujours de déplaire, on veut toujours tout
concilier, tout accommoder ; on n'est pas capable
de droiture, de candeur, d'une certaine noblesse

qui inspire l'amour de l'équité, et qui seule fait les hommes grands, les sujets bons, les ministres fidèles et les magistrats intègres. Ainsi, on ne saurait compter sur un cœur en qui l'ambition domine; il n'a rien de sûr, rien de fixe, rien de grand; sans principes, sans maximes, sans sentiment, il prend toutes les formes, il se plie sans cesse au gré des passions d'autrui, prêt à tout également, selon que le vent tourne, ou à soutenir l'équité, ou à prêter appui à l'injustice. On a beau dire que l'ambition est la passion des grandes âmes : on n'est grand que par l'amour de la vérité, et lorsqu'on ne veut plaire que par elle. »

*
* *

On se sera aperçu — sans que nous le disions — que le magnifique et ressemblant portrait que nous venons de dérouler n'est pas de nous. Il est de Massillon. Mais les œuvres des grands maîtres appartiennent à tous ; heureux ceux qui n'auront pas à se reconnaître dans ce miroir de l'âme ! Il faut le dire à l'honneur de notre époque : elle prête moins aux bassesses morales que celle du grand roi. Le despotisme jetait sur les âmes un voile que ne souffre point la liberté. Plus libres, nous sommes également meilleurs.

*
* *

La franchise dans le caractère consiste aussi à écarter la vanité, en ce que Bossuet nomme la gloire humaine : « Dont le propre est d'amasser autour de soi tout ce qu'elle peut, et qui fait que l'homme qui en est possédé se trouve trop petit tout seul; qu'il tâche de s'agrandir et de s'accroître comme il peut; qu'il pense s'incorporer tout ce qu'il amasse, tout ce qu'il acquiert, tout ce qu'il gagne; qu'il s'imagine croître lui-même avec son gain qu'il augmente, avec ses appartements qu'il rehausse, avec son domaine qu'il étend. Il ne peut augmenter sa taille et sa grandeur naturelles, il y applique ce qu'il peut par le dehors, et s'imagine qu'il devient plus grand et qu'il se multiplie quand on parle de lui, quand il est dans la bouche de tous les hommes, quand il fait du bruit dans le monde. »

*
* *

La franchise dans le caractère nous fait vaincre les mouvements tumultueux du cœur qui peuvent tuer : la colère, la joie. Elle donne plus de force aux sentiments généreux, que nous reportons aux autres plutôt qu'à nous-mêmes.

*
* *

Que de personnes se tourmentent du moindre désagrément, sans faire « attention que la sagesse est la source du plaisir et la folie celle du mécontentement, et que si l'on excepte la résignation aux décrets de la Providence, la persuation que tout arrive pour le mieux, et l'esprit d'être content du monde et de la place qu'on y occupe, tout ce qui conduit au mécontentement est folie. » (Weishaupt.)

*
* *

Cette disposition au mécontentement provient encore d'un défaut de franchise dans le caractère. C'est que le bien qu'on a fait, on l'a fait d'une manière intéressée. Ayant trompé les autres, on ne s'aperçoit pas qu'on s'est trompé soi-même. Il faut aimer les hommes pour l'humanité. « Cherchons sans cesse, dit Hufeland, à fortifier en nous la croyance et la confiance dans l'humanité et les vérités qui en dérivent: la bienveillance, la philanthropie et l'amitié. Croyons tous les hommes bons jusqu'à ce que nous ayons acquis la preuve convaincante du contraire, et même alors ne voyons en eux que des êtres égarés, qui méritent plutôt notre compassion que notre haine. Le méchant serait bon, s'il ne manquait de discernement, et s'il ne se laissait conduire par un intérêt mal calculé. Malheur à celui qui a pour maxime de ne se fier à personne ! Sa vie est une guerre offensive continuelle ; il doit renoncer à la gaieté, à la satisfaction. Plus on veut de bien à tout ce qui nous entoure, plus on rend les autres heureux et plus on est heureux soi-même. »

*
* *

Cet amour de l'humanité a été exprimé en vers heureux par un poète belge :

> Non, je ne suis point né pour braver la satire,
> J'aime à fêter l'honneur, la foi prête au martyre,
>   La fierté des âmes sans fiel.
> Rêver au bord du nid fait mon idolâtrie,
>   Et, comme l'allouette au ciel,
> Mes pensées, en chantant, volent à la patrie.
>   POTVIN.

*
* *

Pourquoi, presque aussitôt, prend-il en main « le fouet de la Gorgone et les serpents de Némésis » ? C'est que le poète se fait un idéal qui fait voir en laid le monde réel.

V

DU BONHEUR DOMESTIQUE

Les Anglais ont leur *home*, que dans leur égoïsme ils exagèrent peut-être.

C'est là qu'ils se barricadent contre leur monde du dehors, dont ils doivent être dégoûtés, tant il est bruyant, froid et isolé au milieu de la cohue.

Il suffit d'avoir été à Londres pour comprendre ce besoin du foyer domestique.

*
* *

Mais la vie de famille n'est pas l'isolement : à ce compte, les animaux l'entendraient mieux que nous. Pour eux, tout étranger est un intrus et un ennemi.

*
* *

Qui dit foyer, dit rayonnement, douce expansion de l'esprit et du cœur. C'est là que règne sans partage — et non sans quelque tyrannie —

l'enfant, sans lequel il n'y a pas de bonheur domestique possible.

> Lorsque l'enfant parait, le cercle de famille
> Applaudit à grands cris. Son doux regard qui brille
>   Fait briller tous les yeux.
> Et les plus tristes fronts, les plus souillés peut-être,
> Se dérident soudain à voir l'enfant paraître
>   Innocent et joyeux.
>
> . . . .
>
> . . . .
>
> Seigneur, préservez-moi, préservez ceux que j'aime.
> Frères, parents, amis, et mes ennemis même,
>   Dans le mal triomphant,
> De jamais voir, Seigneur, l'été sans fleurs vermeilles,
> La cage sans oiseaux, la ruche sans abeilles,
>   La maison sans enfants !
>
> VICTOR HUGO.

VI

DU MARIAGE

Nous sommes conduit ainsi à parler du mariage et de son influence sur la longévité.

*
* *

« Tous ceux qui ont atteint un âge fort avancé, dit Hufeland, avaient été mariés. » C'est là, sans doute, un fait favorable à cette institution ; mais le contraire a lieu aussi quelquefois, parce que nous nous écartons de sa nature, plutôt morale que physique.

*
* *

Parlerons-nous des mariages précoces ? Hélas ! il n'y en a que trop d'exemples. Que devient ainsi la loi de la nature, qui veut que les espèces se conservent fortes !

*
* *

Parlerons-nous des mariages consanguins ? Il y aurait ici beaucoup à reprendre dans les exagérations dont on a chargé la consanguinité, puisque la nature elle-même l'admet, et à des degrés beaucoup plus rapprochés que ne le font les hommes.

*
* *

Parlerons-nous, enfin, des unions intéressées, les plus odieuses de toutes, quand à la désharmonie physique se joint la désharmonie morale ?

*
* *

« Le mariage, dit Hufeland, est plus qu'une institution civile et conventionnelle : c'est l'union indissoluble et sacrée de deux personnes de sexes différents, pour s'aider réciproquement dans les devoirs de la famille. Une union fondée sur des objets aussi importants est, selon moi, la principale base de la félicité publique et individuelle. »

*
* *

« Le mariage est nécessaire à la perfection morale de l'homme, car l'enchaînement de son être et de son intérêt à ceux d'un autre être le fait triompher de l'égoïsme, qui est le plus mortel ennemi de la vertu, et le rapproche davantage de la véritable perfection morale. Sa femme et ses enfants l'attachent au reste du genre humain et au bonheur général par des liens que rien ne peut briser. Les doux sentiments de la tendresse conjugale et paternelle échauffent son cœur et en chassent la froide indifférence. Ils lui imposent, en outre, des devoirs qui l'accoutument à l'ordre, au travail, à la régularité dans la conduite. »

*
*

Le motif pour lequel le mariage ne donne pas toujours le bonheur qui est dans sa nature, c'est qu'on aliène cette dernière pour des motifs intéressés ou conventionnels. On devrait y voir à deux fois, puisque le bonheur de l'existence entière en dépend: la joie ou la peine — le remords peut-être.

*
* *

De tout temps, on a voulu régler les mariages par la loi ; mais la loi a été impuissante parce qu'il ne saurait y avoir de règle absolue quant aux conditions physiques et morales de ces unions.

*
* *

Chez les Hébreux, la limite d'âge était fixée à douze ans pour les filles, à treize pour les jeunes gens. Nous n'oserions dire les hommes, quoique les conditions de puberté ne soient pas les mêmes dans ce pays que dans le nôtre.

*
* *

Lycurgue tomba dans un excès contraire en fixant une même limite d'âge pour l'homme et pour la femme, et en l'arrêtant à vingt-cinq ans. Peut-être le législateur eut-il pour but de diminuer ainsi l'exubérance des populations ; tentative vaine, puisque la nature se rit de ces précautions.

*
* *

Solon fut-il plus sage en ne permettant le mariage à l'homme qu'à trente-six ans ?

Platon était plus dans le vrai en conseillant dix-huit ans pour les femmes et trente ans pour les hommes.

*
* *

A Rome, les chefs de famille furent d'abord juges de l'âge des conjoints ; plus tard, une limite légale fut fixée : celle de douze ans pour les femmes, de quatorze ans pour les hommes. Mieux eût valu s'en rapporter à la sagesse paternelle.

*
* *

En France, la loi romaine réglementa le mariage sous le rapport de l'âge, jusqu'à la Révolution de 1789. La loi du 20 septembre 1792 recula prudemment cette limite d'un an pour chaque sexe. La promulgation du Code civil, en fixant l'âge de dix-huit ans révolus pour les hommes et de quinze ans révolus pour les femmes, fut une amélioration dont Portalis a fait ressortir l'importance dans le rapport dont il fut chargé. « Notre premier soin, dit l'éminent jurisconsulte, a été de fixer l'âge auquel on peut se marier. La nature n'a point marqué d'une manière uniforme le moment où l'homme voit se développer en lui cette organisation régulière et animée qui le rend propre à cette union. L'époque de ce développement varie selon les différents climats, et, dans le même climat, elle ne saurait être la même.

*
* *

« Dans les individus, mille causes l'avancent ou la retardent. Il faut pourtant qu'il y ait une règle, et que cette règle soit générale. La loi ne pouvait suivre dans chaque individu les opérations invisibles de la nature, ni apprécier dans chaque homme les différences — souvent imperceptibles — qui le distinguent d'un autre homme. On arrive à la véritable puberté par des progrès plus ou moins lents ou rapides ; c'est une fleur qui se colore peu à peu et qui s'épanouit dans le printemps de la vie.

*
* *

« Mais il est sage, il est même nécessaire, que

la loi, qui statue sur l'universalité des choses et des personnes, admette un âge après lequel tous les hommes sont présumés avoir atteint ce moment décisif, qui semble amener pour eux une véritable existence.

*
* *

« Dans la fixation de l'âge qui rend propre au mariage, il est des considérations qui naissent de la situation du pays que l'on gouverne, et qu'aucun législateur ne peut raisonnablement méconnaître. Mais partout on peut, jusqu'à un certain point, reculer plus ou moins cette limite. L'expérience prouve qu'une bonne éducation peut étendre jusqu'à un âge très avancé l'ignorance des désirs et la pureté des sens ; et il est encore certain, d'après l'expérience, que les peuples qui n'ont point précipité l'époque à laquelle on peut devenir époux et père, ont été redevables à la sagesse de leurs lois de la vigueur de leur constitution et du nombre de leurs enfants.

*
* *

« Dans les temps qui ont précédé la Révolution, les filles pouvaient se marier à douze ans et les garçons à quatorze ans. Un tel usage semblait donner un démenti à la nature, qui ne précipite jamais ses opérations, et qui est bonne ménagère de ses forces et de ses moyens ; il n'y avait point de jeunesse pour ceux qui usaient du dangereux privilège que la loi leur donnait : ils tombaient dans la caducité au sortir de l'enfance. Nous avons pensé que la véritable époque du mariage pour les garçons était l'âge de dix-huit ans, et pour les filles celui de quinze. Cette fixation, fondée sur des motifs que chacun aperçoit, auto-risée par l'exemple des sociétés anciennes et modernes, est infiniment mieux assortie à l'état de nos sociétés. Cependant, comme des circons-tances — rares à la vérité, mais impérieuses — peuvent exiger des exceptions, nous avons cru que la loi devait laisser au Gouvernement la faculté d'accorder des dispenses. »

*
* *

L'hygiène ne saurait se contenter de ces fixa-tions : en effet, il ne faut pas confondre la *nubi-lité* avec la *puberté*. Indépendamment que celle-ci est souvent incertaine, le moment où apparaît son signe le plus expressif n'est pas celui où le produit de la conception peut avoir toute sa force.

*
* *

La fin de la croissance est une mesure moins trompeuse : elle est indiquée par l'achèvement du système osseux et l'état stationnaire de la taille. Cette mesure fixerait l'âge minimum pour la femme à dix-huit ans, et à vingt ans pour l'homme. Vingt ans pour l'une, vingt-cinq ans pour l'autre seraient des limites auxquelles les parents feraient bien de se tenir si dans cette question leur volonté était toujours suivie. Reculer l'époque du mariage au-delà du terme fixé par la loi serait dangereux, à cause de circonstances, que nous voulons bien croire rares, mais qui sont, en tout cas, impérieuses.

*
* *

Il est une conséquence qu'il ne faut pas cacher : c'est que les mariages précoces se paient souvent de la mort prématurée de la mère ou du premier né. Quelles douleurs on se prépare ainsi !

*
* *

Les unions tardives ont-elles les mêmes résultats fâcheux ? On comprend qu'il s'agit ici surtout de l'homme ; or, la tardivité est relative à la précocité. Il est évident que, dans ce dernier cas, il ne saurait s'agir que d'un libertin en retard : lui sacrifier une jeune femme serait un crime. Dans le cas contraire, c'est souvent une garantie. On connaît la réponse de Corvisart à Napoléon, plus vraie qu'elle n'en a l'air.

*
* *

La loi moderne, qui fixe la limite minimum des époux, n'a pas cru devoir fixer de limite maximum. A Rome, la loi Pappia-Pappea interdisait le mariage aux hommes âgés de plus de soixante ans. Claude fit abroger cette loi, qui lui parut n'avoir plus de raison d'être à cet âge.

*
* *

Nous devons ici dire un mot des mariages consanguins, dont on a trop mal parlé pour que tout ce mal soit acceptable. L'hétérosanguinité a été admise de tout temps, dans les familles royales : cela n'a pas empêché qu'à un certain moment, la race déclinât. Peut-être que si les convenances permettaient de descendre dans les rangs du peuple, ce résultat serait évité : car, ce

qui fait la race, c'est le sang, et ce qui fait le sang,
c'est le labeur rude. Pierre le Grand l'avait compris ainsi.

*
* *

Ce n'est donc pas le fait d'appartenir à une
même famille qui fait le danger des mariages
consanguins, mais ce sont les germes de dégénérescence qui peuvent exister dans les familles.
Ces germes peuvent être masqués par ces formes
extérieures, et on ne s'en aperçoit qu'après coup.
Mais il y a des vices trop apparents pour qu'ils
ne sautent pas aux yeux d'un chacun. Ce sont ces
mariages-là qu'il faut éviter. Malheureusement,
l'intérêt ou les conventions sociales sont les plus
forts.

*
* *

Evidemment, la consanguinité ne peut *donner
que ce qu'elle a* ; s'il n'existe dans les familles des
futurs conjoints aucun vice apparent, ni caché,
on ne conçoit pas qu'il puisse résulter de ces
unions tel résultat qui serait évité par l'hétérosanguinité. Le mariage est une loterie dont il faut
savoir mettre les chances favorables de son côté.

*
* *

Mais ce sont, avant tout, les conditions morales qui doivent régler les mariages. Spéculer dans une affaire aussi grave est odieux, autant qu'un mauvais calcul. Il n'en résulte point que l'adage : *Une chaumière et son cœur* soit toujours une garantie de bonheur. Quand il ne s'agit que d'avantages purement physiques, ce bonheur est bientôt passé, et c'est dans ce sens qu'un physiologiste célèbre a pu dire : « Le mariage est le tombeau de l'amour. » Le mariage est un acte sérieux, qui exige autant de raison que d'affection : raison de plus d'y réfléchir le temps voulu. L'usage des fiançailles a cela de bon que, si l'on se marie avec moins d'entraînement, les résultats sont plus stables, parce qu'ils sont fondés sur une connaissance réciproque des conjoints.

*
* *

Nous avons cité l'opinion de Portalis sur la limite d'âge du mariage ; voici ce qu'il pense des mariages consanguins.

« De tous les temps, le mariage a été prohibé entre les parents et leurs enfants. Il serait souvent inconciliable avec les lois physiques de la nature ; et il le serait toujours avec les lois de la pudeur ; il changerait les rapports essentiels qui doivent exister entre parents et enfants ; il répugnerait à leur situation respective ; il bouleverserait entre eux tous les droits et tous les devoirs ; il ferait horreur. Les causes de ces prohibitions sont si fortes, si naturelles, qu'elles ont agi presque en tout pays, indépendamment de toute communication. Ce que nous disons des parents et de leurs enfants naturels ou légitimes, en ligne directe, s'applique à tous les ascendants et descendants et alliés dans la même ligne. Ce ne sont pas les lois romaines qui ont appris à des sauvages à maudire les mariages incestueux : c'est un sentiment plus puissant que toutes les lois, qui remue et fait frissonner une grande assemblée, lorsqu'on voit sur nos théâtres Phèdre, plus malheureuse encore que coupable, brûler d'un amour incestueux et lutter péniblement entre la vertu et le crime.

« L'horreur de l'inceste du frère avec la sœur, et des alliés au même degré, dérive du principe de l'honnêteté publique.

« La famille est le sanctuaire des mœurs ; c'est là où l'on doit éviter avec tant de soin tout ce qui peut les corrompre. Le mariage n'est sans doute pas une corruption ; mais l'espérance de cette union entre des personnes qui vivent sous le même toit, et qui sont déjà invitées par tant de motifs à se rapprocher, à s'unir, pourrait allumer des désirs criminels et entraîner des désordres qui souilleraient la maison paternelle, en banniraient l'innocence et poursuivraient ainsi la vertu jusque dans son dernier asile. Les mêmes raisons d'honnêteté publique nous ont déterminé à prohiber le mariage de l'oncle avec la nièce, et de la tante avec le neveu. L'oncle tient souvent la place du père, et, dès lors, il doit en remplir les devoirs. La tante n'est pas toujours étrangère aux soins de la maternité. Les devoirs de l'oncle et les soins de la tante ne pourraient presque jamais s'accorder avec les procédés moins sérieux qui précèdent le mariage et le préparent.

*
* *

« Les lois romaines et les lois ecclésiastiques portaient plus loin la prohibition de se marier entre parents ; les premières avaient défendu le mariage entre cousins germains. D'abord les lois ecclésiastiques n'avaient fait qu'appuyer la prohibition faite par la loi civile ; insensiblement, les canonistes étendirent cette prohibition, et, selon

Dumoulin, leur doctrine sur cet objet ne fut que la suite d'une erreur évidente. Tout le monde sait que le Droit civil et le Droit canonique comptent les degrés de parenté différemment : les cousins germains sont au quatrième degré suivant le Droit civil, et ne sont qu'au deuxième suivant le Droit canonique. Or, les lois romaines ayant défendu le mariage au quatrième degré, on fit une confusion de la façon de compter les degrés au civil et au canonique, et de là résultèrent les défenses générales de contracter mariage au quatrième degré, c'est-à-dire jusqu'aux petits enfants de cousins germains. Nous avons corrigé cette erreur, qui mettait des entraves trop multipliées à la liberté des mariages, et qui imposerait un joug trop incommode à la société. Dans nos mœurs actuelles, les raisons qui ont pu faire prohiber, dans d'autres temps et dans d'autres pays, les mariages entre cousins germains ne subsistent plus. Nous n'avons pas besoin de favoriser et moins encore de forcer, par des prohibitions, les alliances des diverses familles entre elles ; nous pouvons nous en rapporter à cet égard à l'influence de l'esprit de société, qui ne prévaut malheureusement que trop sur l'esprit de famille. D'autre part, le temps n'est plus où les cousins germains vivaient comme des frères, et

où l'on voyait une nombreuse famille rassemblée
tout entière et ne former qu'un seul ménage dans
une commune habitation. Aujourd'hui, des frères
mêmes sont quelquefois plus étrangers les uns
aux autres que ne l'étaient autrefois les cousins
germains. Les motifs de pureté et de décence qui
faisaient écarter l'idée du mariage de ceux qui
vivaient sous le même toit et sous la surveillance
d'un même chef, ont donc cessé, et d'autres motifs semblent nous engager, au contraire, à protéger l'esprit de famille contre l'esprit de
société. »

*
* *

On pourrait s'étonner de la conclusion qu'on
vient de lire, alors qu'il semblerait que c'est l'esprit de société qui est sacrifié à l'esprit de famille
ou de caste. Si les mariages consanguins ne
doivent pas être repoussés, il ne faut pas non plus
les favoriser. Ce qui caractérise souvent ces mariages, c'est la froideur des conjoints, trop habi-
tués l'un à l'autre. On comprend que, dans de
semblables conditions, les produits soient souvent défectueux. Sur 98 idiots issus de mariages
consanguins, A. Mitchell a trouvé que le degré
de parenté des ascendants se répartissait de la

manière suivante : cousins germains, 42 cas, — cousins issus de germains, 36 cas, — cousins au troisième degré, 21 cas.

*
* *

Il faut conclure : déterminés par des considérations d'intérêt ou de position sociale, en dépit des conditions de la santé des conjoints ou de l'un d'eux, les mariages consanguins, quoique tolérés par la loi, doivent être repoussés par la conscience publique.

*
* *

Entre oncle et nièce, et surtout entre tante et neveu, ces unions devraient être formellement évitées, parce qu'à la consanguinité vient se joindre la disproportion d'âge.

*
* *

Les mariages au deuxième degré et au dessous, exigent qu'on se montre exigeant sur la santé actuelle et les antécédents héréditaires.

VII

DE L'HÉRÉDITÉ

Nous ne pouvons clore l'importante question du mariage, sans dire un mot de l'hérédité.

L'hérédité a des formes diverses : elle est *directe,* quand elle s'exerce des parents sur les enfants ; *collatérale,* si la maladie ou la disposition transmise provient de collatéraux. Elle est dite *atavisme* ou en retour, quand elle saute une génération et quand la tare morbide vient des grands-parents. Enfin on appelle hérédité par *influence,* celle qui accuserait l'empreinte d'un premier mariage sur les produits du second.

*
* *

D'un autre côté, l'hérédité est *physique* ou *morale.* L'hérédité physique comprend tous les vices de conformation ou de structure, les vices

physiologiques ou fonctionnels ; les vices morbides ou humoraux.

*
* *

L'hérédité morale embrasse les penchants et
les aptitudes intellectuelles.

*
* *

L'hérédité anatomique ou de structure, ne peut
avoir d'importance que pour autant qu'elle implique des vices de conformation auxquels l'art
ne peut porter remède. Nous passerons sur les
circonstances de taille, de couleur, de corpu-
lence ; mais il est des hérédités de constitutions,
de tempéraments, de maladies, comme la phtisie
pulmonaire, le cancer, dont les exemples ne sont
que trop fréquents.

*
* *

L'hérédité morbide se modifie souvent par ce
qu'on a nommé « hérédité par métamorphose »,
c'est-à-dire qu'une maladie existant chez l'un des
conjoints peut, en passant par une génération,
se transformer en une autre. Nous n'insisterons

pas sur ces métamorphoses, qui sont du ressort de la médecine : il suffit que les familles soient averties pour qu'elles fassent examiner avec soin par un médecin, cette question à la solution de laquelle leur sécurité et leur bonheur sont également intéressés.

*
* *

Quant aux défauts de conformation ou monstruosités, sans être nécessairement héréditaires, il y a de nombreux exemples de leur transmission. Le bec-de-lièvre simple ou compliqué est particulièrement dans ce cas.

*
* *

L'hérédité morale est tout aussi importante que l'hérédité physique. On hérite des défauts de ses parents tout autant, — et peut-être plus — que de leurs qualités. Les premiers, en s'exagérant, peuvent conduire à la folie. Il faut donc y regarder de près. Ce qui n'est que *bizarrerie,* ou originalité, peut dégénérer en insanité : comme la morosité en monomanie triste ou lypémanie. — Il n'y a que l'intelligence, le génie dont on hérite moins, probablement parce que ces qualités s'épuisent par l'exercice ; et peut-être aussi parce que les grands noms abaissent, au lieu d'élever, ceux qui ne savent pas les soutenir.

*
**

Fontenelle a dit, avec raison, que la santé est l'unité qui fait valoir les zéros de la vie. Il faut donc apporter cette unité au contrat et se bien persuader, dans les familles, qu'une corbeille de mariage est mieux remplie quand on y met de la santé, une bonne ascendance héréditaire et une intelligence saine, que des titres, des cachemires, des bijoux.

*
**

La dot de l'homme ne vaudra jamais la dot du bon Dieu. On se marie pour longtemps et le mariage, comme dit Montaigne, « n'a de libre que l'entrée ». C'est une raison pour qu'on ne s'y aventure pas en aveugle (1).

(1) Montaigne avait compté sans le divorce qu'il a bien fallu permettre pour empêcher de plus grands abus. Nous ferons remarquer que c'est là où le divorce est autorisé que les unions sont le plus stables.

VIII

DE L'ENNUI

Il y a des hommes — et des femmes aussi —
qui s'ennuient, ne sachant comment tuer le
temps. Si les unes se rendent ainsi malheureuses,
les autres sont bien coupables, puisqu'il y a tant
de choses utiles à faire.

*
* *

« Parmi les causes qui nuisent à la durée de
l'existence, dit Hufeland, il faut ranger l'ennui ;
l'ennui qu'on ne s'attend pas à trouver ici, lui
qui fait paraître le temps si long. Si nous exa-
minons attentivement les effets physiques qu'il
produit, nous verrons qu'on ne saurait le considérer comme une chose indifférente, et qu'il
peut entraîner les résultats les plus fâcheux pour
le matériel de notre organisation.

*
* *

« Que remarque-t-on chez un homme qui s'ennuie? Il commence par bâiller, ce qui annonce déjà que le passage du sang à travers les poumons est gêné, par conséquent, la force du cœur et des vaisseaux troublée et le jeu de ces organes ralenti. Si le mal se prolonge, il en résulte des congestions et des stases du sang ; les organes digestifs demeurent également lents et paresseux ; on voit survenir l'abattement et la mélancolie ; des gaz se développent en abondance dans les intestins ; les accidents de l'hypocondrie se déclarent ; en un mot, toutes les fonctions sont dérangées. Or, je me crois fondé à dire qu'un état qui porte le désordre dans les actes les plus importants de la vie, et qui épuise les forces les plus nobles, doit abréger l'existence. »

*
* *

Beaumarchais a dit : « L'ennui n'engraisse que les sots, » et il a eu raison. Il faut, en effet, ne pas penser pour résister à une vie inactive. Que de femmes du monde, quand on les interroge

sur leur langueur, n'ont à répondre que : Je
m'ennuie !

*
* *

On dit que l'ennui provient du désenchante-
ment du cœur : c'est une manière de colorer
une certaine lâcheté d'esprit. Les hommes de
courage et d'intelligence ne s'ennuient jamais.
— Nous ne parlons pas des désœuvrés de nos
villes ; ceux-là ne s'ennuient pas parce qu'ils
rentrent dans la catégorie indiquée par Beaumarchais.

*
* *

Nous ne parlerons pas non plus de ceux auxquels l'ennui est venu par la satiété des plaisirs.
C'est la peine du talion : le dégoût suit l'abus,
comme l'ombre le corps.

*
* *

Que l'ennui est une lâcheté de l'esprit, la
preuve, c'est que ce mal peut conduire au
suicide ou tout au moins à la folie. Les lec-
tures maussades produisent souvent ce résultat.

*
* *

Un Anglais avait écrit sur le suicide un livre aussi sec que prolixe. Un jour qu'il rencontra un compatriote dont les traits portaient l'empreinte de la plus profonde tristesse : — Où allez-vous ? lui dit-il. — Je vais me jeter à la Tamise. — Oh ! je vous prie, retournez chez vous et lisez mon traité du suicide. — C'est précisément la lecture de ce livre, reprit l'autre, qui m'a tellement ennuyé que j'ai pris la résolution d'aller me noyer.

*
* *

Pour échapper à l'ennui par le travail, il faut un but à ce dernier, sans cela il dégénère également en dégoût et augmente le mal au lieu de l'adoucir. Les médecins aliénistes, qui ont à traiter les tristes conséquences de cette inaction de l'âme, savent combien il est difficile de faire naître la curiosité intellectuelle chez le lypémaniaque, ou fou par désœuvrement.

*
* *

Si le prisonnier ne s'intéressait à quelque

chose ou à un être vivant, il serait tenté de se briser la tête contre les barreaux de sa prison. Qui n'a lu avec attendrissement « *Mi Prisione* » de Silvio Pellico, et la fable, peut-être plus tou· chante, de Saintine : *Picciola ?*

*
* *

Le désœuvré — qui est aussi dans une prison — n'est sauvé que du jour où il a su trouver une occupation qui intéresse son esprit ou son cœur·

*
* *

Cultiver des plantes, élever des chevaux est bien, mais il est des occupations plus nobles : encourager les arts, les lettres, soulager des malheureux ; associer son nom et son crédit à une œuvre utile, voilà surtout ce qui fait fuir l'ennui et supporter la richesse.

*
* *

Les voyages ne sont également un moyen de chasser l'ennui que pour autant que ce soit dans un but sérieux. Voyager pour voyager, n'est que

déplacer son désœuvrement, tandis que l'observation le féconde. Il est vrai que c'est là quelquefois un travail ardu, auquel il faut se préparer
par l'étude; mais l'étude dans l'expectative d'un
voyage intéressant, est déjà une salutaire distraction.

*
* *

Il y a des gens qui s'ennuient parce qu'ils
n'ont pas appris à travailler de la tête; d'autres
qui, à défaut d'une intelligence suffisante pour
s'occuper des choses de l'esprit, n'ont aucune
aptitude manuelle.

*
* *

C'est à l'éducation à donner ces deux genres
de distraction ou de diversion. Charles-Quint,
retiré des grandeurs, cherchait à échapper à
l'ennui qui le dévorait, en réglant des montres.
Louis XVI faisait des serrures, pour se distraire
des chagrins d'un pouvoir pour lequel il était si
peu fait et qui lui coûta si cher.

*
* *

Il est un moyen d'échapper à l'ennui : laisser

aller librement sa pensée. C'est le *kieffe* des Orientaux ; le *far niente* des Italiens. Comme l'a dit Beaumarchais : « Être paresseux avec délice ! »

*
* *

On se moque du pêcheur à la ligne, dont un philosophe — qui probablement s'ennuyait — a donné une définition injuste (1). En suivant les ondulations de la ligne, est-ce le poisson qu'on guette ou bien se laisse-t-on aller à une vague rêverie ?

*
* *

Mais il y a pêcheur et pêcheur.

*
* *

Xavier de Maistre nomme cette inaction apparente : « suspendre l'action de son intelligence ». Et peut-être a-t-il tort, puisque c'est, au contraire, lui donner un libre essor, comme à un écolier trop longtemps retenu sur les bancs

(1) « Un pêcheur à la ligne est un bâton avec un imbécile à un bout et un hameçon à l'autre. » — Comment nommer alors le poisson ?

de l'école. C'est se transporter dans un monde idéal pour échapper aux ennuis du monde réel.

*
* *

Beaucoup d'hommes de génie ont passé pour songe-creux parce qu'on les voyait absorbés dans leurs pensées, au point d'être insensibles aux impressions extérieures : preuve, le bon La Fontaine, qu'on trouva un jour — ou plutôt une nuit — assis sur un banc des Champs-Élysées, à Paris, trempé par la pluie et transi de froid. N'eût-ce été ses œuvres, on l'eût déclaré fou. Et qui sait si ce ne fut pas l'opinion des gens dits *sérieux ?*

*
* *

Les hommes qui se livrent au travail de la pensée ont besoin, par moments, de ne penser à rien, c'est-à-dire de rêver. Malheur à ceux qui, subissant les dures nécessités de la vie, doivent se livrer à un travail incessant : ils succombent avant le temps. Mozart et Weber nous en offrent de tristes exemples.

*
**

Pour soutenir la lutte de la vie intellectuelle contre la vie matérielle, il faut une énergie dont peu d'hommes sont capables ; ou une insouciance de caractère dont peu sont doués.

*
**

Les hommes de génie sont, à leurs heures, comme de grands enfants. « Quand Napoléon Ier n'avait pas conseil — dit Bourrienne — il restait dans son cabinet, causant avec moi, chantant toujours, coupant, selon son habitude, le bras de son fauteuil, ayant l'air quelquefois d'un grand enfant; puis, se réveillant tout à coup, indiquant le plan d'un monument à ériger, ou dictant ses volontés, qui ont étonné et épouvanté le monde. » (*Mémoires,* tome II, page 341.)

IX

DU TRAVAIL INTELLECTUEL

La contention du cerveau ne saurait être maintenue longtemps sans l'altérer, le congestionner, l'enflammer et produire la déchéance morale, en même temps que la déchéance physique.

*
* *

La statistique apprend, qu'en France, sur mille individus exerçant des professions intellectuelles, il y a 3,10 d'aliénés, tandis que pour ceux exerçant une profession manuelle, la proportion est de 1,99, maximum, et de 0,92, minimum, pour le même chiffre d'individus.

*
* *

C'est moins l'esprit qui se détruit que le corps. « La lame use le fourreau. » Avis à ceux qui, ayant en main l'instruction de la jeunesse, la détruisent par des programmes impossibles.

*
**

« Nous avons tous plus ou moins passé par là, et nous savons ce que vaut, pour la santé, ce doux métier qui consiste à passer dix à quinze heures sur sa chaise, à lire trois ou quatre volumes par jour, à penser le plus qu'on peut, à manger quand on y songe, ou à dormir quand on n'a rien de mieux à faire. Je connais un médecin qui, de dix-huit à trente ans, a subi trente-deux examens ou concours, et auquel il est arrivé de passer des années entières avec deux ou trois heures de sommeil par nuit. S'il apprenait aujourd'hui qu'il est devenu hygiéniste, comme il rougirait de confusion ! » (Fonssa-grives.)

*
**

Ce ne sont pas les victimes qui devraient rougir, mais les immolateurs. Les prêtres de Carthage offraient à leurs dieux des enfants vivants, en les plaçant sur les bras de statues d'airain, chauffées au blanc à l'intérieur.

*
**

Que faisons-nous autre chose, quand nous sa-

crifions en holocaustes à la science, de malheureux jeunes gens que nous enfermons pendant de
longues heures dans des classes sans air, véri-
tables prisons cellulaires — *système mitigé* —
où le répétiteur succède au professeur —, en
guise de distraction.

*
* *

Le résultat de cet *intelligent* système, ce sont
des âmes sans corps, comme ces ombres que
l'auteur de l'*Iliade travestie* (Ch. Perault) nous
montre aux Champs-Élysées de son imagination.

*
* *

Le grand mal de cette contention exagérée
de l'esprit et de cette inaction forcée du corps,
c'est que le premier travaille encore quand le
second voudrait dormir; ou, si on s'endort
quelques heures, on se réveille brisé, la tête
lourde, les yeux rouges, disposé à s'écrier,
comme le lépreux de Xavier de Maistre : « Ah!
monsieur, l'insomnie !... »

*
* *

Le travail de tête trop soutenu, finit par faire

naître des habitudes physiques ou morales auxquelles on ne peut plus se soustraire. C'est une
espèce d'ivresse de l'intelligence. Tel ne peut
plus travailler que debout; tel autre — comme
Montesquieu — que cahoté en chaise de poste.
Milton composait la nuit, dans un grand fauteuil,
la tête renversée en arrière. Bossuet se mettait
dans une chambre froide, la tête chaudement
enveloppée. On assure que Schiller composait
les pieds dans la glace. D'autres ne peuvent travailler qu'à grand renfort de café noir. Ce sont
là, évidemment, des moyens contre nature, auxquels le corps ne résiste pas longtemps.

*
* *

La meilleure manière de soutenir le travail
c'est de le varier. Michel-Ange travaillait ainsi.
Dans sa main puissante le pinceau, l'ébauchoir,
l'équerre et la plume se succédaient alternati-
vement, avec un égal succès. On ne sait ce qu'il
faut le plus admirer, de ses tableaux, de ses
monuments, de ses statues, ou de ses sonnets —
dont il était plus fier que de tout le reste. A
quatre-vingt-douze ans, son esprit et son talent
n'avaient rien perdu de leur vigueur.

*
* *

Parmi les grands artistes de notre époque, il en
est un qu'on pourrait nommer le Michel-Ange de
la peinture. Nous voulons parler d'Ingres. Il
avait débuté — comme Michel-Ange — par le
labeur et la pauvreté ; et pendant plus de vingt
ans, il avait poursuivi sa route sans rencontrer
ni encouragement, ni sympathie. Le moment du
succès arriva, comme pour tous ceux qui savent
affronter cette épreuve de la renommée. Ainsi
que Michel-Ange, il est mort nonagénaire, sans
trahir, jusqu'à la fin, le moindre signe de décadence.

*
* *

Ingres n'était pas seulement un grand peintre,
c'était aussi un musicien distingué et, comme
Michel-Ange, il était poète à ses heures.

C'est la variété du travail de l'intelligence qui
en ôte la fatigue et le danger. Les fous par excès
de travail d'esprit, sont ceux qui ont creusé constamment le même sujet ; mais cette ténacité n'est
pas plus la pensée que le cauchemar le sommeil.
A elle seule, elle implique déjà un certain degré
de folie. C'est un commencement de manie. Tel

ne vit plus dans le présent, mais dans le passé. Il se trompe d'époque, son aiguille retarde à la grande horloge de la vie. Il marche dans le monde réel comme effaré, prêtant à tout, hommes et choses, des formes surannées.

*
* *

La jeunesse ne risque rien de se montrer studieuse, de même qu'elle ne doit pas faire le sacrifice des plaisirs de son âge. Mais ces plaisirs ne sont pas ceux qu'elle pense. Ce ne sont pas les abus des plaisirs de l'amour — quelquefois une bravade de l'âge inconscient ; — ce ne sont pas les excès dans le boire et le manger, cette autre bravade plus inconcevable que la précédente, car si le palais a ses jouissances, l'estomac en a les déboires, et l'on ne comprend pas qu'il y ait du plaisir à se rendre malade.

X

DES INFLUENCES LITTÉRAIRES
ET ARTISTIQUES

Un auteur d'hygiène — dont le nom a été cité à différentes reprises dans cet opuscule — Fonssagrives — a désigné, sous le nom de *gin mélodramatique*, l'influence que certaines littératures exercent sur la santé.

« Les drogues littéraires, artistiques et scéniques avant l'opium, le haschich et le tabac, c'est justice ! »

*
* *

Nous avons dit dans quelles exagérations l'auteur a versé quant au tabac ; nous avons bien peur qu'il en soit de même quant à notre littérature. On peut prétendre qu'elle ne vaut pas celle des siècles précédents, mais quant à dire qu'elle est pire que certaines d'entre-elles, c'est peut-être s'aventurer.

*
* *

Nous ne sachons point qu'on écrive plus aujourd'hui en vue de corrompre la jeunesse : nous n'avons plus les Aretins, Les Faublas. Si Paul de Kock charme encore, çà et là, le loisir des grisettes en disponibilité, sa lecture est tellement anodine, qu'on ne saurait lui appliquer le nom que Fonssagrives peut se vanter d'avoir inventé pour lui-même (1).

*
* *

Il en est de certains critiques comme de certains prédicateurs : ils font connaître le mal en le dévoilant. Les nudités morales sont peut-être plus dangereuses que les nudités physiques.

*
* *

L'auteur des *Odeurs de Paris* a également

(1) C'était un esprit chagrin. Nous l'avons rencontré à Montpellier, où il était alors attaché à l'École de médecine. C'était au beau mois de mai, au milieu de la grande place de la cité de Berthez. — Il nous dit qu'il venait de terminer son ouvrage sur la *Matière médicale* où la dosimétrie n'était pas citée. Depuis il s'est laissé mourir du choléra pour n'avoir pas su mettre à profit les préceptes d'Hippocrate qui sont également ceux de la dosimétrie.   B.

tenté une croisade contre notre époque ; mais qu'a-t-il gagné à remuer toutes ces saletés ? Si elles ont disparu, c'est devant la force de l'opinion et non devant la crudité de ses satires. La poésie frelatée des cafés-chantants n'a pas fait école, que nous sachions.

*
* *

On s'est scandalisé de l'introduction du genre bouffe dans nos théâtres : mais Dieu veuille qu'il y ait beaucoup de réformateurs comme Offenbach ! Qui mieux que lui a mis en relief l'exagération de ce qu'on a nommé le *militarisme* — qu'on aurait tort de confondre avec l'esprit militaire, comme le fanfaron avec le héros ? — « L'amour sacré de la patrie » n'a été amoindri en rien par ces désopilantes charges ; la vanité personnelle seule y a vu fondre ses ailes, comme celles d'Icare au soleil.

*
* *

On a parlé de l'immoralité de certains romans : nous avouons qu'il serait préférable que ces scènes fussent soustraites à l'imagination du lecteur, mais ce qui serait à désirer davantage, c'est que la réalité en fût impossible.

*
* *

On a argué contre le théâtre, comme s'il n'était le miroir de la société. Dire que le théâtre est immoral, n'est-ce pas avouer implicitement que la société l'est ?

*
* *

Le théâtre a été, de tout temps, un besoin ; et ceux qui le condamnent n'ont pas fait attention, qu'à un moment donné, le théâtre a été un puissant secours pour les croyances ou les doctrines qu'ils professent.

*
* *

Qu'on n'aie pas peur de ces exhibitions ; le public ne se laisse pas plus prendre à une idée fausse, qu'à une musique discordante.

*
* *

Au point de vue hygiénique, le théâtre n'a de dangereux que l'air chauffé et méphitique qu'on y respire, et c'est par le ventiler qu'il faudrait commencer. Les anciens avaient leurs théâtres, non en plein vent, mais en plein air : le ciel pour coupole, le soleil pour lustre.

*
* *

Quant aux émotions qu'on va chercher au théâtre, on ne saurait dire qu'elles soient dangereuses. Nous ne sommes plus assez naïfs pour nous identifier à ce qui passe sur la scène : pour frissonner à la vue du sang — qui coulait autrefois à pleins bords, mais dont nos auteurs sont avares, parce que cela n'est plus dans nos mœurs. — Si nous admirons encore Shakespeare, ce n'est pas pour ses nombreux coups de poignard, mais pour ses profondes études du cœur humain.

*
* *

Ce que l'on va chercher aujourd'hui au théâtre, ce sont des émotions vives, mais passagères ; par

conséquent, la musique, — la langue du cœur,
comme la comédie et la tragédie celle de l'esprit.
— Avec la musique, on sent et on comprend ;
l'impression est donc complète.

*
* *

Quoique l'homme soit un être essentiellement
moral, cette dernière nature n'est pas assez complète chez lui pour qu'élle n'ait besoin d'être
aidée par les impressions du dehors : de là, l'extrême délicatesse de ses sens, qui le place à la tête
des êtres animés. Mais il est évident que ces sens
ne sont que des réflecteurs, derrière lesquels il y
a l'âme, qui sent à la fois et comprend.

*
* *

Chantez devant un oiseau — et on ne peut dire
qu'il soit difficile, puisqu'une serinette suffit —
il reproduira, au bout de quelque temps, les sons
qu'on lui aura répétés ; mais rien de plus.

*
* *

L'homme seul ajoute, à ce qu'il voit et entend,
son âme. Ainsi pour la musique. « Il est des asso-

ciations de sons, dit Cabanis, et même de simples accents qui s'emparent de toutes les facultés sensibles ; qui, par l'action la plus immédiate, font naître à l'instant dans l'âme certains sentiments que les lois primitives de l'organisation semblent leur avoir subordonnées : la tendresse, la mélancolie, la douleur sombre, la vive gaîté, la joie folâtre, l'ardeur martiale peuvent être tantôt réveillées, tantôt calmées par des chants d'une grande simplicité ; elles le seront même d'autant plus sûrement que ces chants seront plus simples et les phrases qui les composent plus courtes et plus faciles à sentir (1) ».

*
* *

On a prétendu que la musique, dans la Grèce ancienne, se prêtait mieux que la nôtre aux diverses émotions morales, puisqu'elle comportait plus de divisions de tons. Si cela est vrai, il en a été de cet art comme de tous les autres dans ce beau pays. La perfection artistique est avant tout morale et réside plutôt dans le sentiment que dans la pratique, qui n'est qu'une affaire de convention. Mais ce qui ne varie pas, c'est l'impression morale que l'art provoque.

(1) Avis à nos compositeurs qui font de la musique un embroglio où l'esprit et le sentiment sont absents.

*
* *

Voilà pourquoi il est nécessaire de développer le sens artistique dans le peuple, parce que c'est le seul moyen de le rattacher aux autres classes de la société.

*
* *

On peut être un savant — voire même un grand savant — et cependant être un homme incomplet. Il n'y a que la poésie qui complète l'homme, c'est-à-dire à la fois dans sa nature morale et sa nature physique.

*
* *

Au point de vue de la longévité, il faut encore développer les organes des sens, à cause des impressions agréables qu'ils peuvent nous donner. « Les sensations agréables, dit Hufeland, contribuent de deux manières à prolonger la vie : d'une part en ramenant et exaltant la force vitale, sur laquelle leur action porte immédiatement, de l'autre en augmentant l'activité de toute la machine, et par conséquent l'énergie des principaux organes de la restauration : la digestion, la circulation, les sécrétions. »

*
**

Ce n'est là, sans doute, que le côté matériel de la question ; mais l'habitude du théâtre est devenue un véritable besoin. Malheureusement, les pièces qu'on y donne ne sont pas toujours à même de répondre à ce que le public vient y chercher : elles l'ennuient au lieu de l'impressionner. C'est que la plupart du temps les auteurs ne savent pas se mettre à la portée de leur auditoire. Il en est de la musique comme de la langue parlée : ce sont les intonations qui impressionnent, plutôt que les mots. Ainsi on dit que saint Bernard prêchait en latin la croisade aux paysans allemands, et l'on sait de quel enthousiasme, de quelle sainte fureur ces braves gens étaient pris à ces sermons, auxquels ils n'entendaient pas un seul mot.

*
**

« C'est qu'il y a dans la voix parlée, comme dans la voix chantée, des intonations qui ébranlent tout l'être sentant, des accents qui, sans le secours d'aucune parole, et même quelquefois malgré le sens ridicule ou trivial de celles qu'on emploie,

vont droit au cœur et le remplissent de puis-
santes émotions. » (CABANIS.)

*
* *

Ce sont les cris pathétiques qui émeuvent la
foule. Le plus beau triomphe de la statuaire moderne, c'est d'avoir fait crier la pierre. Qui, en
s'arrêtant devant le beau groupe de l'Arc de l'É-
toile, à Paris, n'a cru entendre retentir ce cri
sublime ? « Aux armes ! citoyens ! »

XI

DES SECOUSSES MORALES

Le chagrin peut faire mourir d'une mort lente, mais la joie peut tuer sur le coup; c'est donc surtout de cette dernière qu'il faut se défendre.

*
* *

Physiquement, la joie porte son action immédiate sur le cœur et le fait battre avec plus de violence, bondir comme s'il allait sauter hors de la poitrine. Et instinctivement on y porte la main, et on l'y serre avec force. La mort, dans ce cas, peut provenir, ou bien d'un spasme syncopal du cœur, ou d'un coup de sang à la tête.

*
* *

Le chagrin exerce son action première sur

l'estomac. Derrière cet organe, il y a une espèce de cerveau, qu'on a nommé centre épigas-
trique, et où vont aboutir toutes les impressions
qui tiennent à la perte d'un être aimé, d'un bien
moral ou d'un bien matériel, selon que celui qui
les éprouve a une nature plus relevée ou plus
matérielle. Les effets sont les mêmes, mais les
causes diffèrent : en voici deux exemples.

LE NOSTALGIQUE

Il y a quelques années, on amena dans notre
service, à l'hôpital de Gand, un jeune militaire
libéré, atteint d'une consomption générale.
C'était une victime de la nostalgie. Pris par la
conscription, et éprouvant une grande répu-
gnance pour le service militaire, il s'était fait
sauter le pouce droit, afin d'être réformé. Comme
il était d'une forte constitution, on l'incorpora
dans le train. Il eut alors recours à une incon-
duite simulée. Vain espoir ! au lieu de sa libéra-
tion, il ne rencontra que la prison. Dès lors, il
se résigna, et devint militaire aussi rangé qu'il
avait été insubordonné avant : mais le coup était
porté. Au bout de quelque temps, des symptômes
de tuberculose se manifestèrent, et la maladie

marcha avec une rapidité telle, qu'après quelques mois, elle avait envahi tous les organes intérieurs.

LE FORÇAT

Le deuxième fait est relatif à un individu athlétique, à passions violentes, condamné pour homicide aux travaux forcés à perpétuité, avec perte de ses droits civils. Comme il était marié, et que sa femme était restée à la tête d'un petit commerce, un jour il apprit qu'elle s'était remariée. Cet homme, qui avait été jusque-là insouciant de son sort et un des bons ouvriers charrons de la prison, conçut de cette nouvelle un profond chagrin. « Ce sera ma mort! » disait-il à ceux qui l'entouraient. En effet, ses digestions se troublèrent, une petite toux se manifesta, puis violente, continue. Au bout de dix mois, notre individu, véritable Hercule de Lerne, mourait à l'infirmerie de la prison, réduit à l'état de squelette.

*
* *

Dans les maisons de force, le nombre de phti-

siques est fort considérable, sans qu'on puisse
arguer de la nourriture, qui est généralement
plus substantielle que celle du peuple. La vie re-
cluse peut y être pour quelque chose, mais le
chagrin y est pour la plus grande part. Quelle
preuve plus évidente de l'influence du moral sur
le physique? Des hommes, souvent dans toute la
force de l'âge et la fougue des passions, sont là,
sous le poids d'une conscience qui devrait trou-
bler leur raison: eh bien! c'est plutôt leur estomac qui s'affecte, et cela pour des motifs qui in-
téressent leurs intérêts matériels. S'ils avaient la
conscience de leur position, s'ils ne s'étaient
abrutis de longue main, ils deviendraient fous;
mais pour l'honneur de l'humanité, ce naufrage
du plus noble attribut de l'homme est réservé à
ceux qui ont longuement et noblement lutté contre
les chagrins ou les déceptions sociales.

*
* *

Le nombre relativement restreint de fous dans
les prisons cellulaires ne prouve donc rien en faveur de ce système de châtiment.

XII

LA CONSOLATION

Le chagrin étant moral de sa nature, c'est par la force morale qu'il faut le combattre.

**

Le chagrin, dit-on, ne se raisonne pas ; c'est une grande erreur, puisque, la raison étant la source du bonheur, elle est également le remède à la peine.

**

Tout le monde sait par cœur — cette expression ne fut jamais plus juste — les strophes touchantes de Malherbe à un père inconsolable de la perte de sa fille :

> Ta douleur, Du Perrier, sera donc éternelle ?
> Et les tristes discours
> Que te met en l'esprit l'amitié paternelle
> L'augmenteront toujours ?

> Le malheur de ta fille, au tombeau descendue,
>   Par un commun trépas,
> Est-ce quelque dédale où ta raison perdue
>   Ne se retrouve pas ?
> Je sais de quels appas son enfance était pleine,
>   Et n'ai point entrepris,
> Injurieux ami, de soulager ta peine
>   Avecque son mépris ;
> Mais elle était du monde, où les plus belles choses
>   Ont le pire destin.
> Et rose elle a vécu ce que vivent les roses
>   L'espace d'un matin.

Mais les motifs que le poète invoque n'ont dû exercer qu'une médiocre influence sur l'esprit de son ami.

> La mort a des rigueurs à nulle autre pareille
>
> . . . .
>
> Et la garde qui veille aux barrières du Louvre
>   N'en défend pas nos rois

*
**

Quand une jeune âme se détache de la souche commune, il se fait dans le for intérieur du père un rayonnement qui le console par l'espoir d'un rapprochement définitif.

*
**

Les Italiens ont une croyance touchante ; c'est

qu'un enfant mort est un avocat au ciel, qui inter-
cède pour les parents auprès de celui qui est la
source de toute justice. C'est peut-être de l'é-
goïsme, mais un égoïsme plein de sentiment.

XIII

L'animal obéit à l'instinct, l'homme au devoir.
C'est sur ces deux principes que repose l'ordre
immuable du monde.

*
* *

L'instinct, le devoir, c'est-à-dire le sacrifice.

*
* *

Que le sacrifice, pour l'homme, soit volontaire :
c'est là ce qui en fait la noblesse.

*
* *

La femelle qui allaite ses petits, qui les défend
au péril de sa vie, ne raisonne pas. La mère non
plus ne calcule pas : elle est prête à tout, mais
elle sait pour qui elle se dévoue.

*
* *

Non que nous voulions tout réduire chez l'animal à des impressions purement physiques ; mais le sentiment chez la femelle qui allaite ses petits ne va pas au-delà de l'époque assignée par la nature à cet acte de la vie végétative. Quand les petits sont en âge de se suffire à eux-mêmes, l'attachement de la femelle se rompt ; ou plutôt elle ne sait plus distinguer ceux qu'elle a nourris de son lait.

La nature lui a-t-elle voulu épargner ainsi le chagrin de l'ingratitude? L'admettre, serait faire l'homme pire qu'il n'est.

*
* *

Mais dans le devoir tout n'est pas que sacrifice ; il y a aussi la satisfaction du devoir accompli. S'il en était autrement, la société serait une galère, où il n'y aurait que des forçats et des gardes-chiourmes, comme autrefois sur les galères du pape.

*
* *

C'est parce qu'on a contesté à l'homme le sentiment du devoir, qu'on a laissé s'introduire l'esclavage, cette honte de l'humanité, que les oppresseurs, tôt ou tard, paient de leur sang et de leur bien. Ils croient, ces maîtres insensés! que l'homme ne plie que sous le bâton.

*
* *

Ils arguent d'une infériorité de race, qu'ils augmentent par de mauvais traitements, comme si une créature humaine n'était pas essentiellement perfectible! c'est cette infériorité qui nous doit, au contraire, le faire prendre sous notre protection (Voir : *Hygiène des pays torrides*, chez G. Carré, Paris, rue St-André-des-Arts, 58).

*
* *

C'est le sentiment du devoir qui nous fait braver tous les dangers.

*
* *

C'est le sentiment du devoir qui soutient le soldat sur le champ de bataille, l'homme d'État, sur ce banc de douleur qu'on nomme le pouvoir.

*
* *

C'est le sentiment du devoir qui nous donne de la force dans les luttes de la vie.

*
* *

C'est le sentiment du devoir qui nous soustrait à notre paresse naturelle.

*
* *

C'est le sentiment du devoir qui nous rend heu--reux et contents, le seul bonheur sérieux en ce monde.

*
* *

Demandez à l'ouvrier s'il lui est pénible de se lever au point du jour et de se rendre à son travail par la pluie et par le froid. Il répondra : « C'est mon devoir ! » et ce mot dit tout.

*
* *

Demandez à l'écolier vaillant s'il lui en coûte d'être debout au premier son de la cloche et de se mettre à l'étude les membres et les sens à peine dégourdis. Il répondra aussi : « C'est mon devoir ! »

*
* *

Demandez au médecin à quel mobile il obéit lorsqu'il passe de longues nuits au chevet de ses malades, à entendre leurs gémissements. Il ne vous répondra pas, tant il trouvera la question superflue.

*
* *

Demandez au père de famille pourquoi il est si ardent au travail, au point de se priver de toute distraction. Toujours même réponse : Le devoir !

*
* *

C'est qu'en effet, en dehors de ce sentiment, il n'y a que mécontentement de soi-même, lâcheté, paresse, égoïsme. On est d'autant plus malheureux, qu'on doit se dire : « C'est ma faute ! »

*
* *

Le moyen de vivre heureux, c'est donc de s'imposer un devoir volontaire, quand on n'en a pas d'obligé.

***

La richesse, le rang sont de dangereux écueils. On y bâille comme l'huître sur son banc. Encore, l'avantage est-il pour l'huître, car elle ne sait pas qu'elle s'ennuie.

***

O vous! sur qui la fortune a versé tous ses dons, pratiquez le beau et le bon, ce rassérénement de l'âme; protégez les artistes, les savants, les littérateurs au début de leur carrière; une partie de leur gloire vous reviendra; fondez des institutions de bienfaisance; associez-vous à une idée utile, de quelque part qu'elle vienne. En un mot, soyez vous-mêmes des hommes utiles, et vous vivrez heureux et longtemps.

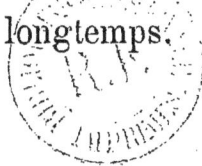

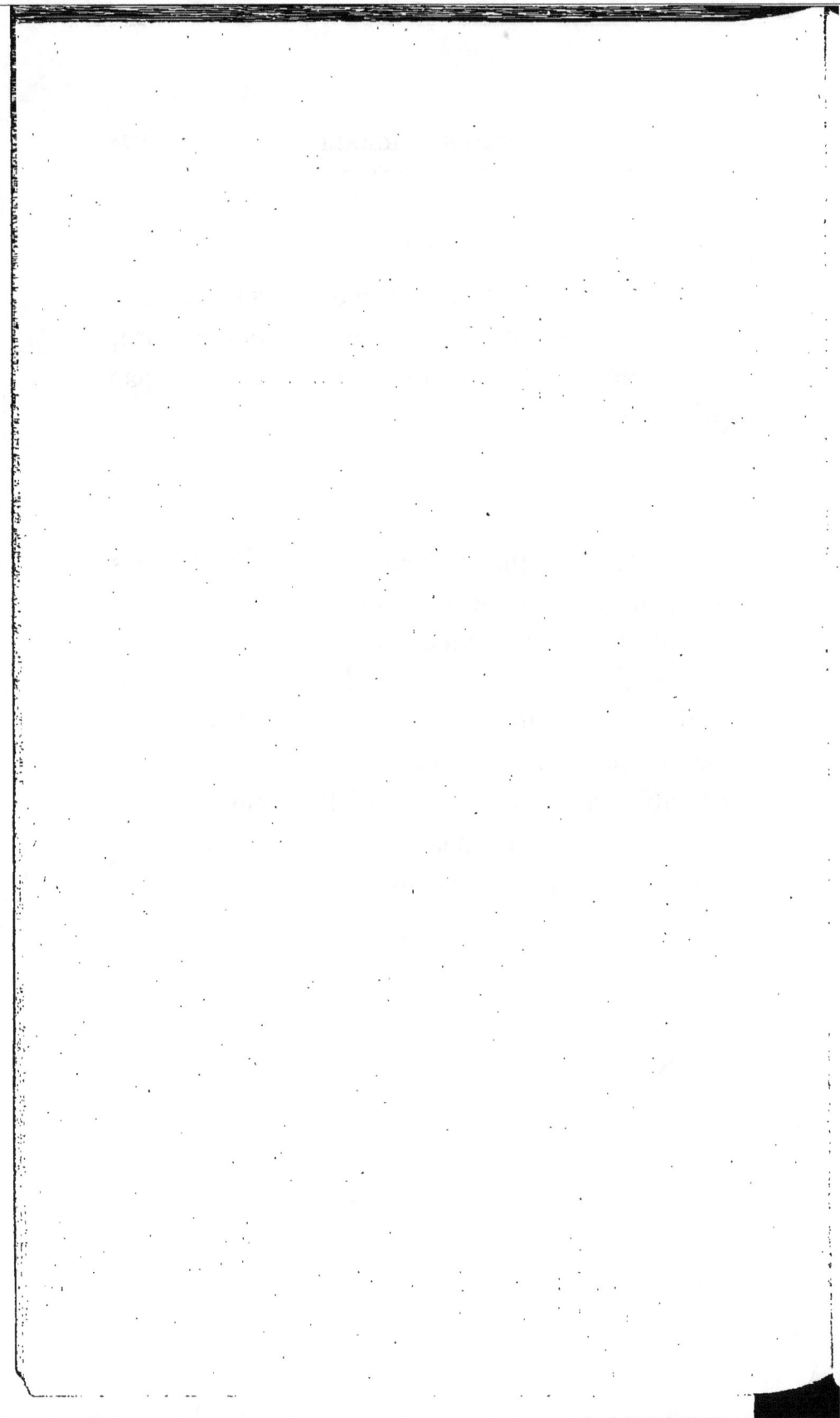

TABLE DES MATIÈRES

PREMIÈRE PARTIE

HYGIÈNE PHYSIQUE

DEUXIÈME PARTIE

HYGIÈNE MORALE

Tours, imp. DESLIS Frères, rue Gambetta, 6.

Georges CARRÉ, Éditeur, 58, rue Saint-André-des-Arts

OUVRAGES du Docteur BURGGRAEVE
Professeur Émérite à l'Université de Gand

La Médecine dosimétrique contemporaine. Correspondances, consultations, causeries, variétés, questions professionnelles.
Médecine humaine. 1re série (1871-1886). 1 vol. grand in-8, 560 pages. Prix .... 8 fr. »
Médecine vétérinaire. 1re série (1871-1886). 1 vol. grand in-8, 440 pages. Prix .... 8 fr. »

Le Livre d'or de la médecine dosimétrique. 1886. 1 vol. in-4, 500 p. Prix .... 20 fr. »

Miscellanées de médecine dosimétrique. 1re série. 1887. 1 vol. grand in-8 .... 8 fr. »

Hygiène des gens du monde. 1887. 3 gros v. in-18. Prix. 6 fr. »
Chaque volume séparément .... 2 fr. »

La Longévité humaine par la médecine dosimétrique ou la médecine dosimétrique à la portée de tout le monde. 1887. 1 vol. in-18 de 336 pages .... 2 fr. »

La Surveillance maternelle ou hygiène thérapeutique de la première enfance d'après la médecine dosimétrique. 1887. 1 vol. in-18, 156 pages. Prix .... 2 fr. »

Hygiène thérapeutique des pays torrides fondée sur la médecine dosimétrique. 1887. 1 vol. in-18, 288 pages avec frontispice et panorama de l'Afrique .... 3 fr. »

Manuel des maladies du cœur et de leur traitement dosimétrique. 1888. 1 vol. in-16 .... 2 fr. »

Manuel des dyspepsies et de leur traitement dosimétrique. 1888. 1 vol. in-16. Nouvelle édition .... 2 fr. »

Manuel des maladies des enfants, avec leur traitement dosimétrique et tableaux synoptiques, dédié aux jeunes mères. 1888. 1 vol. in-16. Nouvelle édition .... 2 fr. »

Manuel des maladies des femmes, avec leur traitement dosimétrique. 1887. 1 vol. in-16. 4e édition .... 2 fr. »

Manuel de la fièvre et de son traitement dosimétrique. 1888. 1 vol. in-16. Nouvelle édition .... 2 fr. »

Manuel de la fièvre puerpérale et de son traitement dosimétrique. 1888. 1 vol. in-16 .... 2 fr. »

Manuel de pharmacie et de pharmacodynamie dosimétriques. 1888. 1 vol. in-16. Nouvelle édition .... 2 fr. »

Manuel de thérapeutique dosimétrique. 1888. 1 v. in-16. 2 fr. »

Manuel des urines au point de vue dosimétrique. 1888. 1 vol. in-16. Prix .... 2 fr. »

Manuel des voies urinaires et de leur traitement dosimétrique. 1888. 1 vol. in-16 .... 2 fr. »

Guide du médecin dosimétriste. 1890. 1 vol. grand in-8, cartonné à l'anglaise .... 20 fr. »

Tours, imprimerie DESLIS Frères, rue Gambetta, 6.

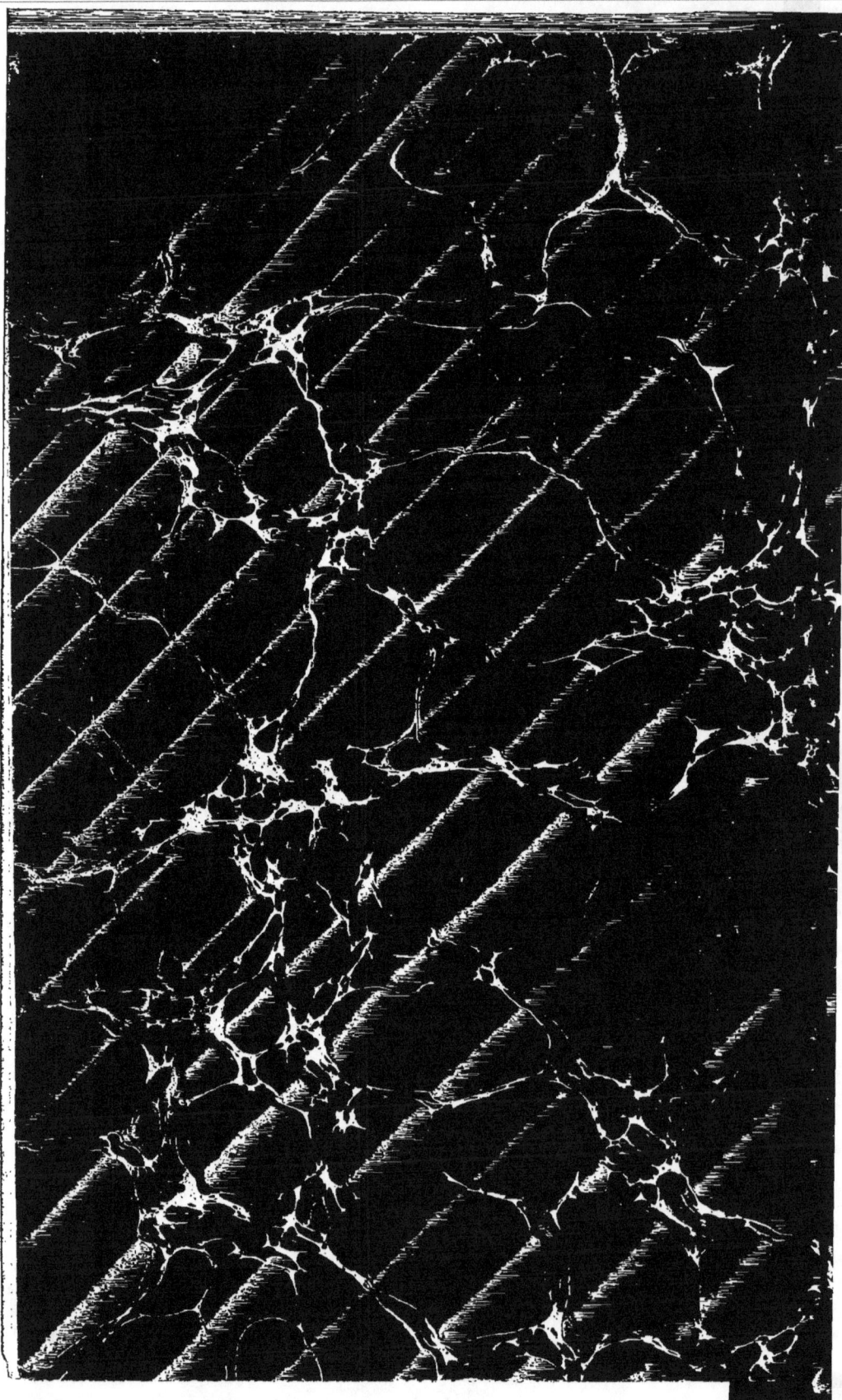

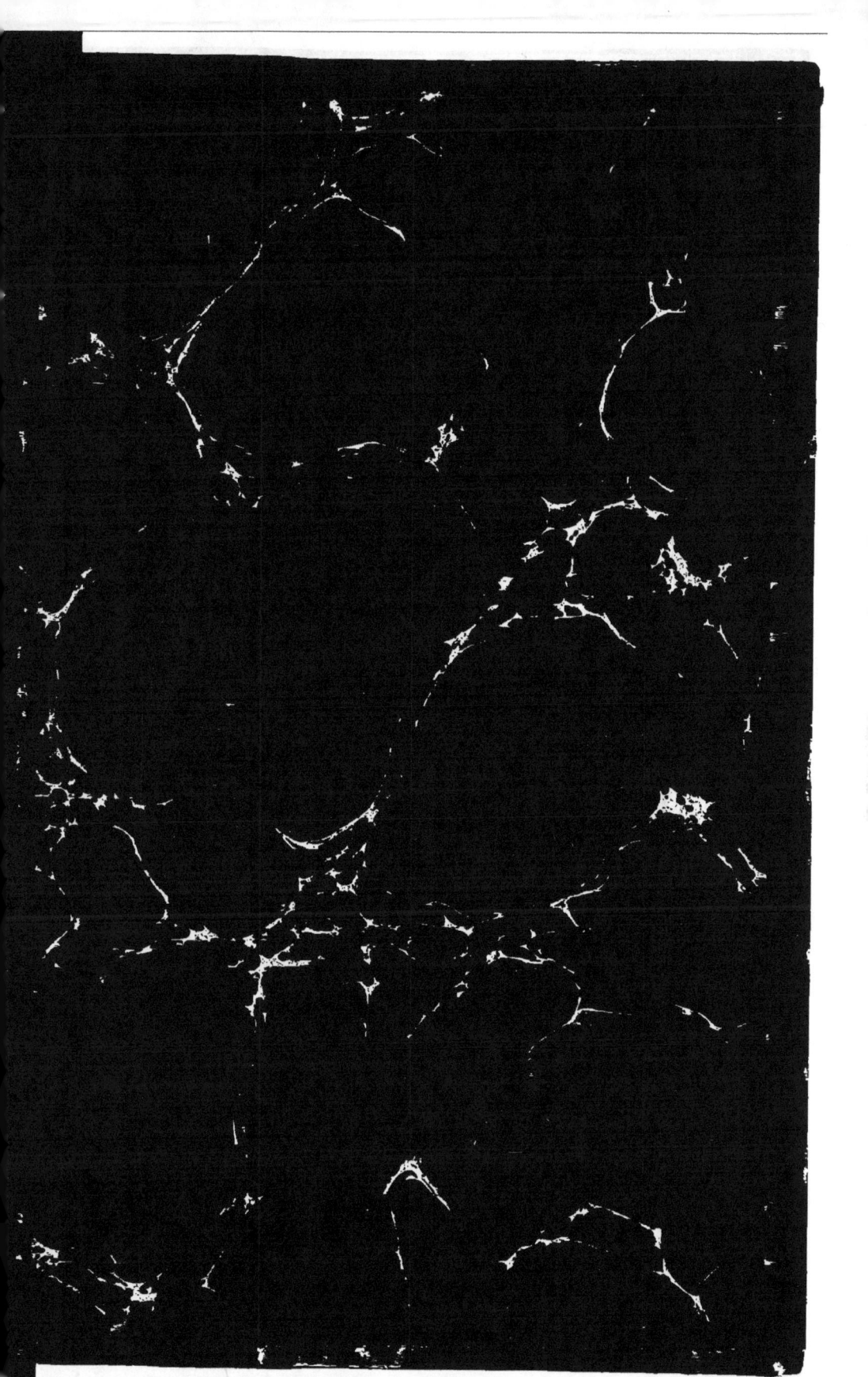